"Cucina Vegana"
Creatività e Gusto

Piatti Semplici e Veloci
da Gustare tutti i Giorni

Olivia Martinez

DEDICA

A tutti coloro che hanno fatto la scelta di abbracciare la cucina vegana, indipendentemente da dove si trovino nel loro percorso.

Dedico questo libro a coloro che hanno intrapreso un viaggio verso una cucina più rispettoso, sostenibile e gustosa. Che siate nuovi alle delizie vegane o esperti cuochi in cerca di ispirazione, questo libro è stato scritto con l'amore e l'entusiasmo per il cibo vegetale.

Spero che queste ricette vi portino gioia e ispirazione in cucina, e che il vostro cammino vegano sia ricco di scoperte culinarie e nuove prospettive sulla vita. La cucina vegana è un mondo affascinante e ricco di possibilità, e vi auguro di esplorarlo appieno.

Con affetto,
Olivia Martinez

RINGRAZIAMENTI

Vorrei esprimere la mia profonda gratitudine e riconoscenza a tutte le persone che hanno reso possibile la creazione di questo libro. Senza il loro sostegno, la passione e la dedizione, "Cucina Vegana: Dal Principiante all'Esperto" non sarebbe mai diventato una realtà.

In primo luogo, desidero ringraziare la mia famiglia per avermi sostenuto in ogni fase di questo progetto. Il vostro amore e il vostro incoraggiamento costante sono stati la mia fonte di ispirazione.

Un ringraziamento speciale va ai miei amici e colleghi che hanno contribuito con le loro idee, i loro consigli e il loro entusiasmo. Le vostre opinioni e le vostre esperienze sono state inestimabili.

Voglio esprimere la mia gratitudine ai lettori, che rendono significativo il nostro lavoro. Spero che queste pagine vi ispirino e vi guidino nella vostra avventura culinaria vegana.

Un sentito ringraziamento ai professionisti della cucina vegana e ai cuochi esperti che hanno condiviso le loro conoscenze e le loro ricette straordinarie. Il vostro contributo è stato prezioso.

Infine, vorrei ringraziare il team editoriale, i designer e tutti coloro che hanno lavorato dietro le quinte per portare questo libro alla luce. Il vostro impegno e la vostra dedizione sono evidenti in ogni pagina.

Che questo libro sia un invito a scoprire la bellezza e la varietà della cucina vegana. Spero che possa contribuire a una vita più sana, più sostenibile e più appagante per tutti voi.

Con gratitudine

Olivia Martinez.

INDICE

Capitolo 1

Introduzione alle Ricette Vegane

Che cos'è una dieta vegana?

Una dieta vegana è un tipo di alimentazione che esclude completamente tutti i prodotti di origine animale. In altre parole, i vegani evitano di consumare carne, pesce, latticini, uova e altri alimenti di provenienza animale. Invece, si basano su alimenti di origine vegetale come frutta, verdura, cereali, legumi, noci e semi.

La dieta vegana è spesso seguita per motivi etici, ambientali e/o di salute. Alcune delle ragioni comuni per adottare una dieta vegana includono:

Etica: Molte persone diventano vegane per motivi etici, credendo che l'allevamento intensivo e la produzione di alimenti di origine animale comportino sofferenze agli animali. Di conseguenza, scelgono di evitare tali prodotti.

Ambiente: Ridurre il consumo di prodotti di origine animale è considerato un modo per ridurre l'impatto ambientale.
La produzione di carne e latticini è associata a emissioni di gas serra, deforestazione e uso intensivo delle risorse idriche.

Salute: Alcune persone adottano una dieta vegana per migliorare la propria salute. Una dieta vegana ben bilanciata può essere ricca di fibre, vitamine e antiossidanti, ed è associata a un rischio ridotto di alcune malattie croniche, come le malattie cardiache.

Per garantire una nutrizione adeguata, i vegani devono prestare attenzione a ottenere tutti i nutrienti essenziali, come proteine, vitamine B12, calcio, ferro e omega-3, dai cibi di origine vegetale o da integratori, se necessario. Una pianificazione oculata delle pasti è importante per ottenere una dieta vegana equilibrata.

Vantaggi di una dieta vegana

Ci sono diversi vantaggi associati a una dieta vegana, che possono riguardare la salute, l'ambiente e l'etica. Ecco alcuni dei principali vantaggi di una dieta vegana:

Miglioramento della salute cardiaca: Una dieta vegana ben equilibrata può ridurre il rischio di malattie cardiache. È associata a livelli più bassi di colesterolo LDL ("colesterolo cattivo"), pressione sanguigna più bassa e riduzione del rischio di ictus.

Controllo del peso: Molte persone sperimentano una perdita di peso o il mantenimento del peso ideale seguendo una dieta vegana, in quanto spesso è più bassa in calorie e grassi saturi rispetto a una dieta basata su carne e latticini.

Riduzione del rischio di alcune malattie: Una dieta vegana può contribuire a ridurre il rischio di alcune malattie croniche, tra cui il diabete di tipo 2, alcune forme di cancro (come il cancro al colon) e le malattie autoimmuni.

Sostenibilità ambientale: La produzione di alimenti di origine animale è spesso associata a un elevato impatto ambientale, tra cui emissioni di gas serra, deforestazione e uso intensivo delle risorse idriche. Una dieta vegana riduce questo impatto.

Rispetto per gli animali: Molte persone adottano una dieta vegana per motivi etici, poiché desiderano evitare il contributo diretto all'uso e allo sfruttamento degli animali nell'industria alimentare.

Migliore salute digestiva: Una dieta vegana ricca di fibre può promuovere una migliore salute digestiva e ridurre il rischio di disturbi gastrointestinali.

Aumento dell'energia e vitalità: Alcune persone riferiscono di avere più energia e sentirsi più vitali seguendo una dieta vegana, anche se questo può variare da persona a persona.

È importante notare che per ottenere tutti i nutrienti essenziali da una dieta vegana, è necessario pianificare accuratamente i pasti per assicurarsi di ottenere abbastanza proteine, vitamine (come la B12), minerali (come il calcio e il ferro) e acidi grassi omega-In alcuni casi, può essere necessario assumere integratori per soddisfare questi fabbisogni. Consultare un professionista della salute o un dietista può essere utile per pianificare una dieta vegana equilibrata.

Ecco alcuni suggerimenti per una cucina vegana di successo:

Assicurati di includere una vasta gamma di frutta, verdura, legumi, cereali integrali, noci e semi nella tua dieta. Questa varietà garantirà che stai ottenendo una gamma completa di nutrienti.
Pianificare i pasti in anticipo ti aiuterà a evitare di finire per mangiare sempre le stesse cose. Cerca nuove ricette vegane e pianifica i tuoi pasti per la settimana.

Assicurati di ottenere abbastanza proteine dalla tua dieta vegana. Fonti di proteine includono legumi (ceci, lenticchie, fagioli), tofu, tempeh, quinoa e frutta a guscio.

Ci sono molti sostituti vegani per i prodotti animali, come il latte di mandorla o di soia, il formaggio vegano, il burro vegano e la carne vegana. Sperimenta con questi prodotti per trovare quelli che ti piacciono di più.
Quando fai la spesa, leggi attentamente le etichette degli alimenti confezionati per assicurarti che siano vegani. Cerca ingredienti come il latte, le uova e il miele, che possono essere nascosti in molti prodotti.

Sperimenta con nuove ricette e tecniche di cottura. La cucina vegana offre molte opportunità per l'innovazione culinaria.

Assicurati di ottenere abbastanza vitamine e minerali essenziali, come la vitamina B12, il calcio e il ferro. Se non sei sicuro di soddisfare i tuoi fabbisogni, considera l'assunzione di integratori o parla con un dietista.

Quando partecipi a cene o eventi sociali, comunica in anticipo le tue preferenze alimentari in modo che l'ospite possa preparare qualcosa di adatto per te. Porta anche un piatto vegano da condividere, in modo da essere sicuro di avere qualcosa da mangiare.

Scegli ingredienti locali e di stagione quando possibile. Riduci gli sprechi alimentari e ricicla o composti gli scarti.

Trovare una comunità di persone con interessi simili può fornirti supporto e condivisione di idee. Ci potrebbero essere gruppi vegani locali o comunità online a cui potresti unirti.

Ricorda che la cucina vegana può essere gustosa, nutriente e appagante. Con un po' di pianificazione e

creatività, puoi godere di una dieta vegana di
successo.

Capitolo 2

Colazioni Vegane

La colazione è spesso definita come il pasto più importante della giornata, e quando si abbraccia lo stile di vita vegano, diventa un'opportunità per iniziare la giornata con energia, salute e compassione. Questo capitolo è dedicato alla scoperta di un mondo di colazioni vegane deliziose e nutrienti che soddisferanno il palato e sosterranno il tuo benessere.

La transizione a una colazione vegana può sembrare una sfida iniziale, ma in realtà offre una vasta gamma di possibilità creative. Dalle classiche pietanze come cereali e frutta, fino a opzioni più indulgenti come pancake e tofu scramble, scoprirai che le colazioni vegane possono essere altrettanto gustose e soddisfacenti delle loro controparti non vegane.

Nel corso di questo capitolo, esploreremo ricette per colazioni nutrienti e bilanciate che ti daranno la carica di cui hai bisogno per affrontare la giornata. Dalla semplicità di un frullato verde energizzante ai piaceri decadenti di pancake ricchi di frutta, troverai opzioni per ogni gusto e stile di vita.

Inoltre, parleremo dei vantaggi di una colazione vegana, dalla riduzione dell'impatto ambientale all'approccio etico nei confronti degli animali. Imparerai anche come ottenere un apporto equilibrato di nutrienti essenziali, come proteine, fibre e vitamine, attraverso una colazione completamente a base vegetale.

Quindi, preparati a svegliarti con il sorriso e la consapevolezza che la tua colazione vegana non solo nutrirà il tuo corpo, ma contribuirà anche a un mondo più sostenibile e compassionevole. Che tu sia un principiante nel mondo della cucina vegana o un esperto, questo capitolo ti offrirà un assortimento di opzioni per iniziare la giornata con gusto e vitalità.

I pancakes alla banana sono un'opzione deliziosa e salutare per la colazione vegana. Ecco come prepararli:

Ingredienti:

2 banane mature

1 tazza di farina d'avena (puoi usare farina d'avena senza glutine se preferisci)

1/2 tazza di latte vegetale (come latte di mandorla, soia o avena)

1 cucchiaino di cannella in polvere (opzionale)

1 cucchiaino di lievito in polvere

Una presa di sale

Istruzioni:

Preparazione delle Banane: Inizia sbucciando e schiacciando le banane mature in una ciotola. Le banane mature aggiungono dolcezza naturale e agiscono come legante nella ricetta.

Creazione dell'Impasto: Aggiungi la farina d'avena, il latte vegetale, la cannella (se desideri un tocco di aroma) e il lievito in polvere alle banane schiacciate. Aggiungi anche una piccola presa di sale per bilanciare i sapori.

Mescolare l'Impasto: Mescola tutti gli ingredienti insieme fino a ottenere un impasto omogeneo. Se l'impasto sembra troppo denso, puoi aggiungere un po' di latte vegetale in più per raggiungere la consistenza desiderata.

Cuocere i Pancake: Scalda una padella antiaderente su fuoco medio-basso e unta leggermente con olio vegetale o usa un rivestimento antiaderente di alta qualità. Versa un mestolo di impasto nella padella per formare un pancake e allargalo leggermente. Cuoci finché non vedi bolle sulla superficie (circa 2-3 minuti) e poi giralo per cuocere dall'altro lato fino a doratura.

Servire: Una volta pronti, puoi servire i pancake alla banana con una varietà di accompagnamenti come frutta fresca, sciroppo d'acero, noci tritate o semi di chia.

Questi pancake sono morbidi, soffici e pieni di sapore, grazie alla dolcezza naturale delle banane. Sono un'ottima opzione per iniziare la giornata con una colazione vegana che è sia gustosa che nutriente.

La quantità di pancake che puoi ottenere da una ricetta varia in base alle dimensioni e allo spessore dei pancake stessi. In media, una ricetta di pancake alla banana di base dovrebbe produrre pancake sufficienti per 2-4 persone, considerando che ogni persona può consumarne da 2 a 3 a seconda della fame e delle dimensioni dei pancake.

Questo smoothie è una bevanda rinfrescante e ricca di nutrienti, perfetta per iniziare la giornata con energia. È una miscela di verdure a foglia verde, frutta e ingredienti che ti daranno una carica di vitalità. Ecco come prepararlo per 2 persone:

Ingredienti:

2 manciate di spinaci freschi o cavolo riccio (puoi scegliere la verdura a foglia verde che preferisci)

1 banana matura

1 mela verde, sbucciata e tagliata a pezzi

1/2 avocado

1-2 tazze di latte vegetale (come latte di mandorla, soia o avena), a seconda della consistenza desiderata

1 cucchiaino di semi di chia o semi di lino (opzionale)

Cubetti di ghiaccio (opzionale, se desideri una bevanda più fredda)

Istruzioni:

Preparazione degli Ingredienti: Inizia lavando bene gli spinaci freschi o il cavolo riccio. Sbuccia la banana e taglia la mela a pezzi. Sbuccia l'avocado e rimuovi il nocciolo.

Mescolare gli Ingredienti: In un frullatore potente, aggiungi gli spinaci (o il cavolo riccio), la banana, la mela verde, l'avocado e i semi di chia o semi di lino (se li stai usando). Aggiungi anche il latte vegetale.

Frullare: Frulla tutti gli ingredienti a alta velocità fino a ottenere un composto liscio e omogeneo. Se desideri una consistenza più sottile, aggiungi un po' più di latte vegetale.

Servire: Versa il tuo smoothie verde in un bicchiere grande. Se preferisci una bevanda più fredda, puoi aggiungere dei cubetti di ghiaccio nel frullatore prima di mescolare.

Personalizza: Puoi personalizzare il tuo smoothie verde aggiungendo altri ingredienti come semi di chia, semi di canapa, proteine in polvere vegane o un po' di miele d'acero se desideri una dolcezza extra.

Questo smoothie verde energizzante è una ricca fonte di vitamine, minerali e fibre. Gli spinaci o il cavolo riccio forniscono importanti nutrienti come il ferro e il calcio, mentre la banana, la mela verde e

l'avocado aggiungono dolcezza, cremosità e vitalità.
È una colazione vegana sana e gustosa che ti darà
energia per affrontare la giornata.

Il porridge di avena è un classico della colazione, ed è facile da adattare a una dieta vegana. Questa ricetta include l'aggiunta di frutta per un tocco naturale di dolcezza e nutrienti extra. Può essere considerata sufficiente per 2 porzioni di dimensioni medie. Tuttavia, puoi facilmente adattare le quantità degli ingredienti in base alle tue preferenze e al numero di persone che desideri servire.

Ingredienti:

1 tazza di fiocchi d'avena (usa fiocchi d'avena senza glutine se necessario)

2 tazze di latte vegetale (come latte di mandorla, soia o avena)

1 mela, sbucciata e tagliata a cubetti

1 banana, tagliata a fette

Una manciata di frutta secca a piacere (come noci, mandorle o nocciole)

1 cucchiaino di cannella in polvere (opzionale)

Sciroppo d'acero o dolcificante a piacere (se desideri una dolcezza extra)

Istruzioni:

Preparazione degli Ingredienti: In una pentola, versa i fiocchi d'avena e il latte vegetale. Mescola bene per combinare gli ingredienti. Aggiungi la mela tagliata a cubetti e la banana tagliata a fette.

Cottura: Porta la miscela a ebollizione a fuoco medio. Una volta che inizia a bollire, abbassa il calore a fuoco basso e continua a cuocere, mescolando occasionalmente, per circa 5-7 minuti o finché i fiocchi d'avena sono diventati morbidi e il porridge ha raggiunto la consistenza desiderata. Se necessario, aggiungi un po' di latte vegetale in più durante la cottura se il porridge si addensa troppo.

Aggiunta di Cannella e Dolcificante: Aggiungi la cannella in polvere se desideri un tocco di aroma extra. Puoi anche dolcificare il porridge con sciroppo d'acero o un dolcificante a tua scelta se vuoi una colazione più dolce. Mescola bene per incorporare questi ingredienti.

Servire: Versa il porridge di avena con frutta in ciotole individuali. Completa con una manciata di frutta secca a piacere, come noci, mandorle o nocciole, per un tocco croccante e extra di proteine e grassi sani.

Personalizza: Puoi personalizzare ulteriormente il tuo porridge con ingredienti come semi di chia, semi di lino o frutta secca a piacere. La varietà delle tue aggiunte può rendere questa colazione ancora più speciale.

Questa ricetta di porridge di avena con frutta è una colazione vegana ricca di fibre, vitamine e minerali. È una scelta salutare e gustosa per iniziare la giornata con energia.

Questo piatto è amato per la sua semplicità e il suo sapore cremoso. Gli avocado sono ricchi di grassi sani e nutrienti, rendendoli una scelta ideale per un pasto vegano.

Questa ricetta è sufficiente per preparare 2-4 toast all'avocado, a seconda di quanto desideri distribuire l'avocado sul pane.

Ingredienti:

1 avocado maturo

Fette di pane integrale (o una scelta di pane senza glutine, se necessario)

Limone o lime (per il succo)

Sale e pepe nero macinato

Peperoncino rosso in scaglie o pepe di Cayenna (opzionale, per un tocco piccante)

Pomodori a fette (opzionale, per l'aggiunta di freschezza)

Istruzioni:

Preparazione dell'Avocado: Taglia l'avocado a metà, rimuovi il nocciolo e preleva la polpa con un cucchiaio. Metti la polpa in una ciotola.

Schiaccia l'Avocado: Usa una forchetta per schiacciare l'avocado in modo da ottenere una consistenza cremosa, lasciando alcuni pezzi piccoli per una consistenza interessante.

Aggiunta di Sapori: Spremi un po' di succo di limone o lime sull'avocado schiacciato. Questo non solo aggiunge sapore, ma impedisce anche all'avocado di ossidarsi e diventare scuro. Aggiungi sale e pepe nero macinato a piacere e, se lo desideri, una spolverata di peperoncino rosso in scaglie o pepe di Cayenna per un tocco piccante.

Tostatura del Pane: Tosta le fette di pane integrali in un tostapane o su una piastra calda fino a quando sono croccanti e dorate.

Spalmare l'Avocado sui Toast: Una volta tostate, spalma uniformemente l'avocado schiacciato sulle fette di pane tostato.

Aggiunta di Pomodori (opzionale): Se desideri, aggiungi fette di pomodoro fresco sopra l'avocado per un tocco di freschezza e sapore aggiuntivo.

Servire: Servi i tuoi toast all'avocado caldi e croccanti. Puoi tagliarli a metà o lasciarli interi, a seconda delle tue preferenze.

Personalizza: Puoi personalizzare ulteriormente i tuoi toast all'avocado aggiungendo ingredienti come semi di sesamo, semi di chia o erbe aromatiche fresche come basilico o prezzemolo.

Questi toast all'avocado sono una colazione o uno spuntino vegano semplice ma delizioso. Gli avocado forniscono grassi sani e una consistenza cremosa, mentre il succo di limone o lime e le spezie aggiungono sapore. Puoi adattare questa ricetta secondo i tuoi gusti personali.

Il muesli è una miscela di cereali integrali, noci, semi e frutta secca, ed è una scelta eccellente per una colazione vegana ricca di fibre, proteine e nutrienti.

La ricetta del Muesli Vegano può variare a seconda delle dimensioni delle porzioni e dell'appetito delle persone che lo consumano. In generale, la quantità di ingredienti elencati è sufficiente per preparare 2-4 porzioni di muesli.
Ecco come prepararlo:

Ingredienti:

1 tazza di fiocchi d'avena (puoi usare fiocchi d'avena senza glutine se necessario)

1/4 di tazza di noci tritate (come noci, mandorle o nocciole)

1/4 di tazza di semi (come semi di girasole, semi di zucca o semi di lino)

1/4 di tazza di frutta secca (come uvetta, albicocche secche o cranberries secchi)

1 mela, tagliata a cubetti

1 banana, tagliata a rondelle

1 tazza di latte vegetale (come latte di mandorla, soia o avena)

1 cucchiaino di cannella in polvere (opzionale)

Sciroppo d'acero o dolcificante a piacere (se desideri una dolcezza extra)

Istruzioni:

Preparazione degli Ingredienti: In una ciotola capiente, metti i fiocchi d'avena, le noci tritate, i semi e la frutta secca (puoi tagliare la frutta secca in pezzi più piccoli, se lo desideri). Mescola tutto.

Aggiunta di Frutta Fresca: Aggiungi la mela tagliata a cubetti e le rondelle di banana alla miscela di cereali. La frutta fresca aggiunge dolcezza e freschezza al muesli.

Aggiunta di Cannella (opzionale): Puoi aggiungere un cucchiaino di cannella in polvere alla miscela se desideri un tocco di aroma extra.

Dolcificare (se necessario): Aggiungi sciroppo d'acero o un altro dolcificante a piacere se desideri una colazione più dolce. Mescola bene per incorporare il dolcificante nella miscela.

Servire: Versa il muesli in ciotole individuali. Completa con una tazza di latte vegetale sopra il muesli. Il latte ammorbidirà i fiocchi d'avena e renderà il muesli più cremoso.

Personalizza: Puoi personalizzare ulteriormente il tuo muesli aggiungendo ingredienti come semi di chia, semi di canapa o altre varietà di frutta secca e frutta fresca a piacere.

Il muesli vegano è una colazione sana e nutriente che offre una combinazione di proteine, fibre e grassi sani. È altamente personalizzabile per adattarsi ai tuoi gusti e preferenze. Puoi gustarlo con una tazza di latte vegetale o yogurt vegano se lo desideri.

Questo piatto è una colazione vegana nutriente e gustosa. Il burro di mandorle aggiunge una ricchezza di sapore e proteine, mentre le banane aggiungono dolcezza naturale.
In generale, la quantità di ingredienti elencati è sufficiente per preparare 2-4 toast, a seconda di quanto desideri distribuire il burro di mandorle e le banane sul pane.
Ecco come prepararlo:

Ingredienti:

Fette di pane integrale (o una scelta di pane senza glutine, se necessario)

Burro di mandorle (puoi usarne uno già pronto o prepararlo in casa)

Banane mature, tagliate a fette sottili

Miele d'acero o sciroppo d'agave (opzionale, per un tocco di dolcezza extra)

Noci tritate o semi (come semi di chia o semi di lino, opzionali, per un tocco croccante)

Istruzioni:

Tostatura del Pane: Tosta le fette di pane integrale in un tostapane o su una piastra calda fino a quando sono croccanti e dorati.

Spalmare il Burro di Mandorle: Una volta che le fette di pane sono pronte, spalma generosamente il burro di mandorle su ciascuna fetta. Puoi aggiungere quanto desideri, a seconda del tuo gusto.

Aggiunta di Banane: Disponi fette di banana sopra il burro di mandorle spalmato. Puoi mettere le fette in modo decorativo o disporle in strati uniformi.

Dolcificare (se necessario): Se desideri una colazione più dolce, puoi aggiungere un filo di miele d'acero o sciroppo d'agave sopra le banane.

Aggiunta di Croccantezza (opzionale): Se vuoi un tocco croccante, aggiungi noci tritate o semi come semi di chia o semi di lino sopra le banane.

Servire: I tuoi toast di burro di mandorle e banana sono pronti! Servili caldi per gustarli al meglio.

Personalizza: Puoi personalizzare ulteriormente i tuoi toast con altri ingredienti come cannella in polvere o frutta secca a piacere.

Questi toast di burro di mandorle e banana sono una colazione vegana gustosa e ricca di proteine e grassi sani. Sono perfetti per iniziare la giornata con energia o come spuntino sano in qualsiasi momento. Puoi adattare questa ricetta secondo i tuoi gusti personali.

Capitolo 3

Antipasti e Snack

Benvenuti nel capitolo dedicato agli antipasti e agli snack vegani, un mondo ricco di sapori, texture e creatività culinaria. Che siate alla ricerca di deliziosi spuntini per sfamare la fame tra i pasti principali o di stuzzicanti bocconcini da condividere con gli amici, qui troverete una varietà di opzioni vegane che soddisferanno ogni palato.

Gli antipasti vegani non sono solo deliziosi, ma rappresentano anche un'opportunità per esplorare la cucina basata sulle piante in tutte le sue sfumature. Dalla freschezza di insalate estive alle crocchette di quinoa ricche di proteine, c'è una pletora di idee creative da scoprire.

Gli snack vegani, d'altra parte, sono perfetti per qualsiasi occasione, che si tratti di una pausa al lavoro, uno spuntino a mezzanotte o un aperitivo durante una serata con gli amici. Non solo sono gustosi, ma spesso sono anche più salutari delle alternative con ingredienti di origine animale.

Nel corso di questo capitolo, vi guideremo attraverso una serie di ricette vegane per antipasti e snack, dai classici come guacamole e hummus alle creazioni più insolite e creative. Scoprirete come utilizzare ingredienti vegetali per creare piatti che delizieranno il vostro palato e impressioneranno i vostri ospiti.

Inoltre, esploreremo le ragioni etiche ed ecologiche per abbracciare gli antipasti e gli snack vegani, contribuendo così a promuovere uno stile di vita sostenibile e compassionevole. Che siate nuovi al veganismo o cuochi esperti, questo capitolo è progettato per ispirarvi a sperimentare, a condividere e a gustare una vasta gamma di prelibatezze vegane. Buon divertimento nell'esplorare questo mondo di sapore e innovazione culinaria.

L'hummus è una salsa a base di ceci che può essere utilizzata come spuntino o antipasto. È nutriente e saporito.
In generale, la quantità di ingredienti elencati è sufficiente per preparare circa 2-4 porzioni di hummus, a seconda di come viene servito e di quanto se ne consuma. Puoi facilmente regolare le quantità degli ingredienti in base al numero di persone che desideri servire.
Ecco come preparare l'hummus vegano:

Ingredienti per l'Hummus:

1 lattina (circa 400g) di ceci cotti, scolati e risciacquati

3 cucchiai di tahini (burro di semi di sesamo)

2-3 cucchiai di succo di limone fresco (a seconda del tuo gusto)

1 spicchio d'aglio, tritato finemente

2-3 cucchiai di olio d'oliva extra vergine

1 cucchiaino di cumino in polvere (opzionale)

Sale e pepe nero macinato a piacere

Acqua, se necessario, per regolare la consistenza

Ingredienti per le Verdure Crudité:

Carote, sedano, peperoni, cetrioli e altri vegetali a tua scelta, tagliati a bastoncini o fette per l'immersione.

Istruzioni:

Preparazione dei Ceci: Metti i ceci cotti scolati in un robot da cucina. Aggiungi il tahini, il succo di limone, l'aglio tritato, l'olio d'oliva, il cumino (se lo stai usando), il sale e il pepe nero macinato.

Frullare: Frulla tutti gli ingredienti fino a ottenere una miscela liscia e omogenea. Se l'hummus è troppo spesso, puoi aggiungere un po' d'acqua, un cucchiaio alla volta, fino a raggiungere la consistenza desiderata.

Assaggia e Regola: Assaggia l'hummus e aggiungi più succo di limone, sale o altri condimenti a seconda del tuo gusto personale. Frulla nuovamente se necessario per mescolare gli ingredienti aggiunti.

Servire: Trasferisci l'hummus in una ciotola e guarniscilo con un filo di olio d'oliva extra vergine, una spolverata di paprika dolce o prezzemolo tritato se lo desideri.

Verdure Crudità: Serve l'hummus vegano con i bastoncini o le fette di verdure crudità fresche. Questi vegetali forniranno un contrasto croccante e fresco all'hummus cremoso.

Goditi il tuo Spuntino: Ora sei pronto per immergere le verdure nell'hummus e gustare questo delizioso spuntino vegano.

L'hummus con verdure crudità è una scelta sana e gustosa per un antipasto o uno spuntino. Puoi personalizzare la ricetta aggiungendo più spezie o erbe aromatiche fresche come prezzemolo o coriandolo se desideri variare il sapore.

Le crocchette di quinoa sono un piatto saporito e nutriente che può essere servito come antipasto, spuntino o parte di un pasto principale. Questa ricetta vegana è facile da seguire.

La quantità di ingredienti elencati è sufficiente per preparare circa 12-16 crocchette di quinoa di dimensioni medie.

Ecco come prepararla:

Ingredienti:

1 tazza di quinoa cruda

2 tazze d'acqua

1 cucchiaio di olio d'oliva

1 cipolla rossa, tritata finemente

2 spicchi d'aglio, tritati finemente

1 tazza di verdure miste tritate (puoi usare carote, zucchine, peperoni o altre verdure a tua scelta)

1 tazza di pangrattato (assicurati che sia senza ingredienti di origine animale)

2 cucchiai di farina di ceci o farina di lino (come legante)

1 cucchiaino di paprika affumicata

Sale e pepe nero macinato a piacere

Olio d'oliva per la cottura

Istruzioni:

Preparazione della Quinoa: Sciacqua la quinoa sotto l'acqua corrente per rimuovere l'amido. Metti la quinoa in una pentola con 2 tazze d'acqua. Porta a ebollizione, riduci il calore e copri. Lascia cuocere a fuoco basso per circa 15 minuti o fino a quando la quinoa ha assorbito tutta l'acqua e si è raffreddata. Lasciala raffreddare.

Rosolare le Verdure: In una padella, riscalda l'olio d'oliva a fuoco medio. Aggiungi la cipolla e l'aglio tritati e cuoci finché diventano traslucidi. Aggiungi le verdure tritate e cuoci fino a quando sono tenere. Aggiungi la paprika affumicata, il sale e il pepe a piacere. Lascia raffreddare le verdure cotte.

Combinare gli Ingredienti: In una ciotola grande, unisci la quinoa cotta, le verdure rosolate e il pangrattato. Aggiungi anche la farina di ceci o di lino come legante. Mescola bene tutti gli ingredienti.

Formare le Crocchette: Prendi piccole porzioni dell'impasto e forma delle crocchette rotonde o ovali. Puoi immergere le mani nell'acqua per facilitare la formazione delle crocchette.

Cottura delle Crocchette: In una padella antiaderente, scalda un po' d'olio d'oliva a fuoco medio. Cuoci le crocchette di quinoa fino a quando sono dorate da entrambi i lati (circa 3-4 minuti per lato).

Servire: Una volta pronte, servi le crocchette di quinoa vegane calde. Puoi accompagnarle con una salsa vegana come l'hummus o una salsa al pomodoro a tuo piacere.

Queste crocchette di quinoa sono ricche di proteine vegetali, fibre e sapore. Puoi personalizzare la ricetta aggiungendo le verdure che preferisci e variando le spezie per adattarle al tuo gusto.

Le bruschette ai pomodori sono un antipasto classico italiano, e possono essere facilmente adattate a una dieta vegana senza perdere il loro delizioso sapore. Ecco come prepararle:

Ingredienti:

Fette di pane integrale (o una scelta di pane senza glutine, se necessario)

Pomodori maturi, preferibilmente pomodori Roma o San Marzano

2-3 spicchi d'aglio

Foglie di basilico fresco

Olio d'oliva extra vergine

Sale e pepe nero macinato a piacere

Aceto balsamico (opzionale, per una nota di acidità)

Aglio nero (opzionale, per un tocco di sapore extra)

Istruzioni:

Preparazione dei Pomodori: Lavare i pomodori, rimuovere il picciolo e tagliarli a cubetti piccoli. Puoi anche togliere i semi dei pomodori se preferisci una consistenza meno acquosa.

Preparazione dell'Aglio: Taglia gli spicchi d'aglio a metà. Questi saranno utilizzati per strofinare sul pane e conferire un sapore all'aglio alle bruschette.

Tostatura del Pane: Tosta le fette di pane in un tostapane o su una griglia fino a quando sono croccanti e leggermente dorati. Puoi sfregare leggermente l'aglio su ciascuna fetta di pane tostato per aggiungere un sapore sottile all'aglio.

Condire i Pomodori: In una ciotola, metti i cubetti di pomodoro. Aggiungi alcune foglie di basilico fresco tritato, un filo di olio d'oliva extra vergine, una spruzzata di aceto balsamico (se desideri) e sale e pepe nero macinato a piacere. Mescola bene gli ingredienti per condire i pomodori.

Assemblaggio: Una volta che le fette di pane sono pronte, distribuisci il composto di pomodoro sui pezzi di pane tostato.

Guarnire: Guarnisci le bruschette con foglie di basilico fresco rimanenti. Se lo desideri, puoi aggiungere anche fettine di aglio nero per un tocco di sapore extra.

Servire: Le tue bruschette vegane ai pomodori sono pronte per essere servite. Posizionale su un piatto da antipasto e gustale subito.

Queste bruschette sono un antipasto fresco e saporito perfetto per l'estate o per qualsiasi momento in cui vuoi un boccone leggero ma gustoso. Puoi personalizzare ulteriormente questa ricetta aggiungendo ingredienti come olive nere, capperi o cipolla rossa tritata a piacere.

Capitolo 4

Piatti Principali

Gli antipasti e gli snack possono essere deliziosi e sfiziosi, ma i piatti principali sono spesso il cuore di un pasto vegano completo e appagante. Questi piatti principali possono essere altamente nutrienti, pieni di sapore e capaci di soddisfare anche i palati più esigenti. Dalle lasagne vegane ricche e cremose ai curry profumati, passando per i burger vegetali succulenti e le insalate gourmet, i piatti principali vegani offrono una vasta gamma di possibilità culinarie. Ogni piatto è un'opportunità per esplorare ingredienti freschi, aromatiche spezie e tecniche di cottura creative. Sia che tu sia un vegano convinto o semplicemente desideri incorporare più piatti a base vegetale nella tua alimentazione, ci sono opzioni gustose e nutrienti per soddisfare ogni gusto e preferenza. Preparati a scoprire una varietà di piatti principali vegani che renderanno ogni pasto un'esperienza memorabile e appagante.

Le lasagne vegane sono un piatto ricco, saporito e gratificante che offre tutto il gusto delle lasagne tradizionali senza l'uso di ingredienti di origine animale. La quantità di lasagne vegane che puoi preparare con questa ricetta varierà in base alle dimensioni della teglia e delle porzioni. In generale, questa ricetta è sufficiente per preparare una teglia di lasagne che dovrebbe servire circa 6-8 persone. Ecco come prepararle:

Ingredienti:

Per il Ragù Vegano:

2 tazze di carne di lenticchie o proteine vegetali tritate (puoi anche usare tofu sbriciolato o tempeh)

1 cipolla tritata

2 spicchi d'aglio tritati

1 carota, tritata finemente

1 gambo di sedano, tritato finemente

1 lattina (circa 400g) di pomodori a pezzetti

2 cucchiai di concentrato di pomodoro

1 cucchiaino di origano secco

1 cucchiaino di basilico secco

Sale e pepe nero macinato a piacere

2 cucchiai di olio d'oliva extra vergine

Per il Bechamel Vegano:

3 cucchiai di burro vegano (come burro di soia)

3 cucchiai di farina

2 tazze di latte vegetale (come latte di mandorla, soia o avena)

Un pizzico di noce moscata

Sale e pepe nero macinato a piacere

Altri Ingredienti:

Fogli di lasagna vegani (assicurati che siano senza uova)

Formaggio vegano grattugiato (opzionale, per la copertura)

Istruzioni:

Preparazione del Ragù Vegano:

In una grande padella, riscalda l'olio d'oliva a fuoco medio. Aggiungi la cipolla, l'aglio, la carota e il sedano tritati. Cuoci fino a quando le verdure diventano tenere e la cipolla diventa traslucida.

Aggiungi la carne di lenticchie o le proteine vegetali tritate nella padella. Cuoci finché non diventano leggermente dorati.

Aggiungi i pomodori a pezzetti, il concentrato di pomodoro, l'origano, il basilico, il sale e il pepe. Mescola bene e lascia cuocere a fuoco medio-basso per circa 15-20 minuti, mescolando occasionalmente. Il ragù dovrebbe addensarsi.

Preparazione del Bechamel Vegano:

In una pentola, fai sciogliere il burro vegano a fuoco medio-basso. Aggiungi la farina e mescola bene per creare un roux. Cuoci per qualche minuto finché il roux diventa leggermente dorato.

Gradualmente aggiungi il latte vegetale, continuando a mescolare per evitare grumi. Cuoci fino a quando la salsa si addensa e raggiunge una consistenza cremosa. Aggiungi la noce moscata, il sale e il pepe nero macinato a piacere. Rimuovi la pentola dal fuoco.

Assemblaggio delle Lasagne:

Prepara una pirofila rettangolare unta con un po' d'olio. Metti uno strato di fogli di lasagna sul fondo.

Aggiungi uno strato di ragù vegano sopra i fogli di lasagna. Poi, versa uno strato di bechamel vegano sopra il ragù.

Continua a strati alternando tra fogli di lasagna, ragù vegano e bechamel vegano fino a esaurire gli ingredienti. Assicurati che l'ultimo strato sia di bechamel.

Se desideri, cospargi il formaggio vegano grattugiato sulla parte superiore.

Copri la pirofila con un foglio d'alluminio e inforna in forno preriscaldato a 180°C per circa 30-40 minuti, o finché le lasagne sono cotte e il formaggio vegano è fuso.

Togli il foglio d'alluminio e cuoci per altri 10 minuti, o finché la superficie è dorata e croccante.

Togli dal forno e lascia riposare per alcuni minuti prima di servire. Taglia in porzioni e goditi le tue lasagne vegane!

Queste lasagne vegane sono ricche, cremose e piene di sapore. Puoi personalizzare ulteriormente questa ricetta aggiungendo verdure come spinaci o funghi ai tuoi strati o utilizzando un formaggio vegano a tua scelta per la copertura.

Il risotto ai funghi vegano è un piatto cremoso e ricco di sapore che utilizza ingredienti vegetali per ottenere una consistenza e un gusto deliziosi.
In generale, la quantità di ingredienti elencati è sufficiente per preparare circa 4 porzioni di risotto ai funghi.
Ecco come prepararlo:

Ingredienti:

1 tazza di riso Arborio (o Carnaroli)

200g di funghi porcini o champignon, puliti e affettati

1 cipolla piccola, tritata finemente

2 spicchi d'aglio, tritati finemente

4 tazze di brodo vegetale (caldo)

1/2 tazza di vino bianco secco (opzionale)

2 cucchiai di olio d'oliva extra vergine

2 cucchiai di burro vegano (opzionale)

1/2 tazza di latte di cocco (opzionale, per cremosità extra)

Sale e pepe nero macinato a piacere

Prezzemolo fresco tritato per la decorazione
(opzionale)

Istruzioni:

Preparazione dei Funghi: In una padella
antiaderente, riscalda 1 cucchiaio di olio d'oliva a
fuoco medio. Aggiungi i funghi affettati e cuocili fino
a quando rilasciano il loro liquido e diventano dorati.
Aggiungi un pizzico di sale e pepe nero durante la
cottura. Una volta cotti, metti da parte i funghi.

Soffriggere la Cipolla e l'Aglio: Nella stessa padella,
aggiungi il restante cucchiaio di olio d'oliva. Aggiungi
la cipolla tritata e l'aglio tritato. Cuoci fino a quando
diventano traslucidi, mescolando frequentemente.

Tostatura del Riso: Aggiungi il riso Arborio alla
padella con la cipolla e l'aglio. Cuoci il riso per circa
2-3 minuti, mescolando costantemente, finché i
chicchi diventano traslucidi.

Sfumare con Vino Bianco (opzionale): Versa il vino
bianco secco sul riso. Mescola fino a quando il vino è
stato assorbito.

Aggiunta del Brodo: Inizia ad aggiungere il brodo
vegetale un mestolo alla volta, mescolando

costantemente. Continua a cuocere e aggiungere il brodo man mano che il riso lo assorbe. Questa fase dovrebbe richiedere circa 18-20 minuti.

Incorporare i Funghi: A metà cottura, circa dopo 10 minuti, aggiungi i funghi precedentemente cotti al risotto e continua a cuocere.

Aggiunta del Latte di Cocco (opzionale): Versa il latte di cocco nel risotto per ottenere una consistenza più cremosa. Continua a mescolare e cuocere fino a quando il risotto è cotto al dente.

Ultima Finitura: Quando il riso è cotto al dente e ha una consistenza cremosa, aggiungi il burro vegano (se lo stai usando). Mescola bene e assaggia per regolare il sale e il pepe a tuo piacere.

Servire: Trasferisci il risotto ai funghi vegano in piatti individuali, cospargi con prezzemolo fresco tritato (se desideri) e servi caldo.

Il risotto ai funghi vegano è un piatto delizioso e ricco di sapore, perfetto per una cena speciale o qualsiasi occasione in cui desideri una pietanza soddisfacente. Puoi personalizzare ulteriormente questa ricetta aggiungendo altre erbe aromatiche o condimenti a tuo piacere.

I tacos al jackfruit sono un'alternativa vegana incredibilmente gustosa alle classiche versioni a base di carne. Il jackfruit, una frutta tropicale, ha una consistenza fibrosa che lo rende un sostituto ideale per la carne.

La quantità di tacos vegani al jackfruit che puoi preparare con questa ricetta varierà in base alle dimensioni delle porzioni e all'appetito delle persone che li consumano. In generale, la quantità di ingredienti elencati è sufficiente per preparare circa 8-10 tacos. Ecco come prepararli:

Ingredienti:

Per il Ripieno di Jackfruit:

2 lattine di jackfruit non zuccherato, scolato e strizzato

1 cipolla rossa, tritata

3 spicchi d'aglio, tritati finemente

1 peperoncino rosso (opzionale, per un tocco di piccantezza)

1 cucchiaino di cumino in polvere

1 cucchiaino di paprika affumicata

1/2 cucchiaino di pepe di Cayenna (opzionale, per un sapore piccante)

Sale e pepe nero macinato a piacere

2 cucchiai di olio d'oliva extra vergine

Succo di 1 lime

Per la Salsa:

1/2 tazza di maionese vegana

1 cucchiaio di ketchup vegano

1 cucchiaio di salsa sriracha (o più, se ti piace il piccante)

1/2 cucchiaino di aglio in polvere

Sale e pepe nero macinato a piacere

Altri Ingredienti:

Guscio per taco o tortillas (assicurati che siano vegane)

Lattuga a foglie, tritata

Pomodori, a cubetti

Cipolla rossa, affettata sottilmente

Avocado, a fette

Coriandolo fresco, tritato (opzionale, per la decorazione)

Lime, affettati in spicchi (opzionale, per guarnire)

Istruzioni:

Preparazione del Ripieno di Jackfruit:

Scolare e strizzare bene il jackfruit. Rimuovi i semi e le parti fibrose centrali, lasciando solo le parti carnose. Trita il jackfruit o sminuzzalo con le mani per ottenere una consistenza simile a quella della carne.

In una padella grande, riscalda l'olio d'oliva a fuoco medio. Aggiungi la cipolla tritata e cuoci fino a quando diventa traslucida.

Aggiungi l'aglio e il peperoncino (se lo stai usando) alla padella e cuoci per altri 2 minuti finché diventano fragranti.

Aggiungi il jackfruit tritato alla padella e mescola bene. Aggiungi anche il cumino, la paprika affumicata, il pepe di Cayenna (se lo stai usando), il sale e il pepe nero. Cuoci per circa 5-7 minuti o finché il jackfruit inizia a diventare dorato e ha assorbito i sapori delle spezie.

Versa il succo di lime sulla miscela di jackfruit, mescola bene e lascia cuocere per altri 2-3 minuti. Il ripieno di jackfruit è pronto quando è saporito e ha una consistenza simile a quella della carne sminuzzata.

Preparazione della Salsa:

In una ciotola, mescola la maionese vegana, il ketchup vegano, la salsa sriracha e l'aglio in polvere. Aggiungi sale e pepe nero a piacere. Mescola bene per ottenere una salsa cremosa.

Assemblaggio dei Tacos:

Riscalda i gusci per taco o le tortillas secondo le istruzioni sulla confezione.

Metti una porzione del ripieno di jackfruit all'interno di ciascun guscio o tortilla.

Aggiungi le verdure e gli ingredienti desiderati come lattuga, pomodori, cipolla rossa, avocado e coriandolo.

Cospargi la salsa preparata sopra il ripieno di jackfruit
e le verdure.

Guarnisci con spicchi di lime (se desideri) e serviti
subito.

Questi tacos al jackfruit sono pieni di sapore e
testurano, rendendo ogni morso un'esperienza
deliziosa e soddisfacente. Puoi personalizzare
ulteriormente i tuoi tacos aggiungendo altri
ingredienti come mais, peperoni o formaggio vegano
se lo desideri.

Capitolo 5

Insalate e Contorni

Il quinto capitolo sulle "Insalate e Contorni Vegani" è un invito a esplorare il mondo di piatti freschi, sani e pieni di sapore che possono accompagnare i tuoi pasti principali vegani. Questo capitolo offre un'ampia varietà di opzioni culinarie, dalle insalate nutrienti e colorate che possono essere pasti completi in sé, ai contorni creativi che esaltano i sapori dei tuoi piatti principali.

Le insalate vegane spaziano dall'essere leggere e croccanti a essere ricche e sostanziose, spesso arricchite con proteine vegetali come legumi, noci, semi e tofu. Sono piatti versatili, perfetti per l'estate e ideali per un pranzo veloce o una cena leggera.

D'altra parte, i contorni vegani sono un modo per esaltare il sapore dei tuoi piatti principali. Possono includere verdure saltate, purè di patate cremoso, riso condito e molto altro. I contorni vegani sono il complemento perfetto per qualsiasi pasto, aggiungendo colore, gusto e nutrizione al tuo piatto.

In questo capitolo, esploreremo una vasta gamma di ricette, dalla classica insalata verde con un tocco vegano alle creazioni più audaci e originali. Scoprirai anche come rendere i contorni vegani parte integrante di una cena deliziosa e completa.

Sia che tu sia un vegano convinto o stia cercando di incorporare più piatti a base vegetale nella tua dieta, le insalate e i contorni vegani offrono infinite opportunità per sperimentare, gustare e creare pasti sani e gustosi. Preparati a immergerti in questo capitolo e ad arricchire il tuo repertorio culinario con insalate e contorni vegani che renderanno ogni pasto un'esperienza memorabile.

Questa insalata è un piatto fresco e saporito, ricco di proteine vegetali e grassi sani grazie ai ceci e all'avocado. È perfetta come piatto principale o come contorno.
La quantità di ingredienti elencati è sufficiente per preparare circa 4 porzioni di insalata. Puoi facilmente regolare le quantità degli ingredienti in base al numero di persone che desideri servire o alle dimensioni delle porzioni.Ecco come prepararla:

Ingredienti:

Per l'Insalata:

2 tazze di ceci cotti (puoi usare ceci in scatola, scolati e risciacquati)

2 avocado maturi, tagliati a cubetti

1 pomodoro medio, a cubetti

1/2 cipolla rossa, tritata finemente

1/4 di tazza di coriandolo fresco tritato (o prezzemolo)

Sale e pepe nero macinato a piacere

Per la Vinaigrette:

3 cucchiai di olio d'oliva extra vergine

Succo di 1 lime

1 spicchio d'aglio, tritato finemente

1 cucchiaino di cumino in polvere

Sale e pepe nero macinato a piacere

Istruzioni:

Preparazione dei Ceci: Se stai utilizzando ceci secchi, cuocili seguendo le istruzioni sulla confezione. Se stai usando ceci in scatola, scolali e risciacquali sotto l'acqua corrente per rimuovere l'eccesso di sale e amido. Metti i ceci in una ciotola grande.

Preparazione dell'Avocado e del Pomodoro: Taglia l'avocado a cubetti e il pomodoro a cubetti. Aggiungili alla ciotola con i ceci.

Aggiunta della Cipolla e del Coriandolo: Trita finemente la cipolla rossa e il coriandolo fresco (o prezzemolo) e aggiungili alla ciotola con gli altri ingredienti.

Preparazione della Vinaigrette: In una piccola ciotola, mescola l'olio d'oliva extra vergine, il succo di lime, l'aglio tritato, il cumino in polvere, il sale e il pepe nero macinato. Mescola bene fino a ottenere una vinaigrette omogenea.

Condimento dell'Insalata: Versa la vinaigrette preparata sulla ciotola con ceci, avocado, pomodoro, cipolla e coriandolo.

Mescolare e Servire: Mescola delicatamente tutti gli ingredienti in modo che la vinaigrette copra uniformemente l'insalata. Assaggia e regola il sale e il pepe a piacere.

Raffreddare e Servire: Copri la ciotola e metti l'insalata in frigorifero per almeno 30 minuti prima di servire. Questo permetterà ai sapori di amalgamarsi bene. Puoi guarnire con foglie di coriandolo fresco o fettine di lime prima di servire.

Servire: L'insalata di ceci e avocado è pronta per essere servita come contorno o come piatto principale leggero. È ideale per una cena estiva o come opzione salutare e saporita per qualsiasi occasione.

Questa insalata è una scelta nutriente e deliziosa che combina la cremosità dell'avocado con la croccantezza dei ceci e il tocco fresco del pomodoro e del coriandolo. È ricca di fibre, vitamine e minerali ed è un piacere per il palato.

Le patate dolci al forno sono un contorno delizioso e sano che può accompagnare molti piatti principali vegani. Sono croccanti all'esterno e morbide all'interno, con un sapore naturale dolce. La quantità di ingredienti elencati è sufficiente per preparare circa 4 porzioni di patate dolci al forno. Ecco come prepararle:

Ingredienti:

4 patate dolci medie, lavate e sbucciate (se preferisci)

2-3 cucchiai di olio d'oliva extra vergine

1 cucchiaino di paprika affumicata (o paprika dolce per un sapore meno intenso)

1/2 cucchiaino di pepe nero macinato

1/2 cucchiaino di sale (o più a piacere)

1/2 cucchiaino di aglio in polvere (opzionale)

1/2 cucchiaino di cipolla in polvere (opzionale)

Prezzemolo fresco tritato per guarnire (opzionale)

Istruzioni:

Preparazione delle Patate Dolci: Preriscalda il forno a 200°C e foderà una teglia con carta da forno.

Taglia le patate dolci a bastoncini o a fette spesse, a piacere. Assicurati che tutte le fette o i bastoncini siano della stessa dimensione in modo che cuociano uniformemente.

Condimento: In una ciotola grande, metti le patate dolci tagliate. Aggiungi l'olio d'oliva, la paprika affumicata, il pepe nero, il sale, l'aglio in polvere e la cipolla in polvere (se li stai usando). Mescola bene in modo che le patate dolci siano uniformemente ricoperte di condimento.

Distribuzione sulla Teglia: Disponi le patate dolci condite sulla teglia in un unico strato. Assicurati che siano ben separate in modo che cuociano uniformemente e diventino croccanti.

Cottura: Inforna le patate dolci nel forno preriscaldato per circa 25-30 minuti. Dopo questo periodo, togli la teglia dal forno e rigira le patate dolci con una spatola per cuocere uniformemente dall'altro lato.

Cottura Continuata: Rimetti la teglia nel forno e cuoci per altri 20-30 minuti o fino a quando le patate dolci sono dorate e croccanti all'esterno, ma morbide all'interno. Il tempo di cottura può variare a seconda della dimensione e dello spessore delle patate.

Servire: Una volta cotte, togli le patate dolci dal forno e lasciale riposare per qualche minuto. Puoi guarnire con prezzemolo fresco tritato se lo desideri. Servi calde come contorno o spuntino.

Queste patate dolci al forno vegane sono una deliziosa aggiunta a qualsiasi pasto. Possono essere servite come contorno o come spuntino salutare. La loro dolcezza naturale e il condimento affumicato le rendono irresistibili per chiunque, sia vegano che non.

Il cavolfiore arrosto con spezie è un contorno saporito e croccante che può essere un complemento delizioso per molti pasti vegani. Le spezie donano un sapore intenso e appagante al cavolfiore.
La quantità di ingredienti elencati è sufficiente per preparare circa 4 porzioni. Ecco come prepararlo:

Ingredienti:

1 cavolfiore medio, lavato e diviso in cimette

2-3 cucchiai di olio d'oliva extra vergine

1 cucchiaino di cumino in polvere

1 cucchiaino di paprika affumicata

1/2 cucchiaino di curcuma in polvere

1/2 cucchiaino di coriandolo in polvere

1/4 di cucchiaino di pepe di Cayenna (opzionale, per un tocco piccante)

Sale e pepe nero macinato a piacere

2 spicchi d'aglio, tritati finemente

Prezzemolo fresco tritato per guarnire (opzionale)

Limone a fette per guarnire (opzionale)

Istruzioni:

Preparazione del Cavolfiore: Preriscalda il forno a 200°C e foderà una teglia con carta da forno.

Dividi il cavolfiore in cimette di dimensioni uniformi. Assicurati che siano ben asciutte dopo il lavaggio per ottenere un'arrosto croccante.

Condimento: In una ciotola grande, metti le cimette di cavolfiore. Aggiungi l'olio d'oliva extra vergine e mescola bene per rivestire il cavolfiore.

Aggiungi il cumino in polvere, la paprika affumicata, la curcuma, il coriandolo in polvere e il pepe di Cayenna (se lo stai usando) alle cimette di cavolfiore. Mescola accuratamente in modo che le spezie coprano uniformemente il cavolfiore. Aggiungi il sale e il pepe nero a piacere.

Aglio Aggiunto: Aggiungi anche l'aglio tritato alle cimette di cavolfiore e mescola bene.

Arrostire: Disponi le cimette di cavolfiore condite sulla teglia preparata in un unico strato. Assicurati che siano ben separate per una cottura uniforme.

Inforna nel forno preriscaldato e cuoci per circa 25-30 minuti. Dopo metà cottura, togli la teglia dal forno e rigira le cimette di cavolfiore per cuocere uniformemente dall'altro lato.

Cottura Continuata: Rimetti la teglia nel forno e cuoci per altri 15-20 minuti o fino a quando il cavolfiore è dorato e diventa croccante sui bordi.

Servire: Una volta cotto, togli il cavolfiore arrosto dal forno e lascia raffreddare per qualche minuto. Puoi guarnire con prezzemolo fresco tritato o fette di limone prima di servire.

Il cavolfiore arrosto con spezie è un contorno appetitoso e salutare che si abbina bene a una varietà di piatti principali vegani. Le spezie conferiscono un tocco di calore e sapore al cavolfiore, rendendo questo piatto irresistibile. Puoi servirlo come contorno o come spuntino gustoso.

Capitolo 6

Piatti a Base di Legumi

Introdurre il capitolo sui "Piatti a Base di Legumi" significa aprire le porte a un mondo di sapori, nutrizione e versatilità culinaria. I legumi, tra cui fagioli, ceci, lenticchie e piselli, sono un pilastro fondamentale nella cucina vegana e vegetariana. Sono una fonte ricca di proteine vegetali, fibre, vitamine e minerali, rendendoli un elemento chiave per una dieta equilibrata e sana.

Questo capitolo è un viaggio attraverso la vasta gamma di piatti che è possibile creare utilizzando i legumi come ingrediente principale. Dalle zuppe caloriche e confortanti ai burger sazianti, dai piatti esotici e speziati ai piatti tradizionali rivisitati in chiave vegana, troverai una varietà di opzioni che soddisferanno il tuo palato e la tua fame.

I legumi sono noti per la loro capacità di aggiungere consistenza e gusto ai piatti, ma sono anche estremamente adattabili, consentendo una vasta gamma di personalizzazioni per soddisfare le tue preferenze culinarie. Che tu sia un amante delle spezie, un appassionato di cucina etnica o desideri piatti confortevoli e familiari, i legumi possono essere trasformati in piatti sorprendentemente deliziosi.

Nel corso di questo capitolo, scoprirai come utilizzare i legumi in modo creativo e saporito, apprendendo nuove ricette e metodi di preparazione che renderanno il tuo menu vegano vario e appagante. Preparati a immergerti nell'abbondante mondo dei piatti a base di legumi e ad esplorare i gusti e i sapori che possono arricchire la tua cucina vegana. Che tu sia già un amante dei legumi o stia iniziando a scoprirli, questo capitolo sarà una fonte di ispirazione culinaria.

Il curry di lenticchie è un piatto vegan ricco di sapori speziati e saporiti, perfetto per una cena nutriente. Le lenticchie aggiungono proteine vegetali e sono un'ottima fonte di fibre. La quantità di ingredienti elencati è sufficiente per preparare circa 4 porzioni di curry di lenticchie. Ecco come prepararlo:

Ingredienti:

1 tazza di lenticchie secche (verde o rosse), precedentemente sciacquate e scolate

2 cucchiai di olio d'oliva extra vergine

1 cipolla media, tritata finemente

3 spicchi d'aglio, tritati finemente

1 peperoncino rosso fresco, tritato finemente (opzionale, per il piccante)

1 cucchiaio di curry in polvere

1 cucchiaino di curcuma in polvere

1 cucchiaino di cumino in polvere

1 cucchiaino di coriandolo in polvere

1/2 cucchiaino di pepe nero macinato

1 lattina di latte di cocco (circa 400 ml)

1 lattina di pomodori a cubetti (circa 400 g)

Sale a piacere

Prezzemolo fresco o coriandolo fresco tritato per guarnire (opzionale)

Istruzioni:

Preparazione delle Lenticchie: In una pentola capiente, metti le lenticchie secche e coprile con abbondante acqua. Porta l'acqua a ebollizione e poi abbassa il fuoco. Cuoci le lenticchie a fuoco medio-basso per circa 20-25 minuti (tempo variabile a seconda del tipo di lenticchie), finché sono morbide ma non sfatte. Scolale e mettile da parte.

Soffriggere la Cipolla, l'Aglio e il Peperoncino: In una grande pentola o casseruola, riscalda l'olio d'oliva a fuoco medio. Aggiungi la cipolla tritata e cuocila finché diventa traslucida, mescolando occasionalmente.

Aggiungi l'aglio tritato e il peperoncino (se lo stai usando) alla cipolla e cuoci per altri 2 minuti finché diventano fragranti.

Aggiunta delle Spezie: Aggiungi il curry in polvere, la curcuma, il cumino, il coriandolo e il pepe nero alla casseruola. Mescola bene per distribuire uniformemente le spezie e cuoci per altri 2-3 minuti per farle tostare leggermente.

Aggiunta del Latte di Cocco e dei Pomodori: Versa il latte di cocco nella casseruola e mescola bene con le spezie. Aggiungi anche i pomodori a cubetti. Lascia cuocere a fuoco medio-basso per circa 5-7 minuti, finché la salsa inizia a addensarsi leggermente.

Aggiunta delle Lenticchie: Incorpora le lenticchie cotte nella casseruola e mescola bene con la salsa di curry. Lascia cuocere a fuoco medio per altri 5-10 minuti per far amalgamare i sapori.

Regolazione del Sapore: Assaggia il curry e aggiungi sale a piacere per bilanciare i sapori. Se desideri un sapore più intenso, puoi aggiungere ulteriori spezie a tuo piacimento.

Servire: Servi il tuo curry di lenticchie vegano caldo, preferibilmente con riso basmati o naan (pane indiano). Puoi guarnire con prezzemolo fresco o coriandolo fresco tritato per un tocco di freschezza.

Il curry di lenticchie è un piatto vegano appagante che soddisferà il tuo palato con i suoi sapori aromatici e speziati. Puoi personalizzare il livello di piccantezza regolando la quantità di peperoncino fresco o con l'aggiunta di pepe di Cayenna. Questa pietanza è perfetta per una cena abbondante o per preparare in anticipo e gustare nei giorni successivi.

I burger di ceci sono una deliziosa alternativa vegana ai classici hamburger di carne. Sono ricchi di proteine vegetali, fibre e sapore. La quantità di ingredienti elencati è sufficiente per preparare circa 4 burger di ceci. Ecco come prepararli:

Ingredienti:

2 tazze di ceci cotti (puoi utilizzare ceci in scatola, scolati e risciacquati)

1/2 cipolla rossa, tritata finemente

2 spicchi d'aglio, tritati finemente

1 cucchiaino di cumino in polvere

1 cucchiaino di paprika dolce (o affumicata per un sapore più intenso)

1/2 cucchiaino di coriandolo in polvere

Sale e pepe nero macinato a piacere

1/4 di tazza di prezzemolo fresco tritato

1/4 di tazza di farina di ceci o farina di pane (per la consistenza)

Olio d'oliva extra vergine per la cottura

Panini da hamburger e condimenti a piacere (lattuga, pomodoro, cipolla, senape, ketchup, ecc.)

Istruzioni:

Preparazione dei Ceci: Se stai utilizzando ceci secchi, cuocili seguendo le istruzioni sulla confezione e lasciali raffreddare. Se stai usando ceci in scatola, scolali e risciacquali sotto l'acqua corrente per rimuovere l'eccesso di sale e amido.

Soffriggere la Cipolla e l'Aglio: In una padella antiaderente, riscalda un paio di cucchiai d'olio d'oliva a fuoco medio. Aggiungi la cipolla tritata e cuocila fino a quando diventa traslucida, quindi aggiungi l'aglio tritato e cuoci per altri 2 minuti finché diventa fragrante. Lascia raffreddare.

Frullare i Ceci: In un robot da cucina, metti i ceci cotti, la cipolla e l'aglio soffritti, il cumino, la paprika, il coriandolo, il sale, il pepe nero e il prezzemolo fresco. Frulla tutto fino a ottenere una consistenza omogenea.

Aggiunta della Farina: Trasferisci la miscela di ceci in una ciotola e aggiungi la farina di ceci o la farina di pane. Mescola bene fino a ottenere una consistenza che possa essere facilmente modellata in hamburger. Se la miscela è troppo appiccicosa, puoi aggiungere un po' più di farina.

Formazione dei Burger: Dividi la miscela di ceci in porzioni e forma hamburger spessi circa 2,5 cm. Puoi farne quante ne desideri in base alla dimensione dei panini da hamburger.

Cottura: In una padella antiaderente, riscalda un po' d'olio d'oliva a fuoco medio-alto. Cuoci i burger di ceci per circa 4-5 minuti da ciascun lato, o finché sono dorati e croccanti all'esterno.

Servire: Metti i burger di ceci nei panini da hamburger e aggiungi i condimenti desiderati come lattuga, pomodoro, cipolla, senape e ketchup.

Servire Caldi: I tuoi burger di ceci vegani sono pronti per essere serviti caldi. Accompagnali con patatine fritte o insalata per un pasto completo.

Questi burger di ceci sono una scelta gustosa per pasti vegani, personalizzabili con condimenti e perfetti per picnic o barbecue. Buon appetito!

Questa zuppa è una deliziosa pietanza vegana ricca di sapore, proteine vegetali e sostanze nutritive. È facile da preparare e perfetta per una cena confortante.
La quantità di ingredienti elencati è sufficiente per preparare circa 4-6 porzioni di zuppa.
Ecco come prepararla:

Ingredienti:

2 lattine di ceci (circa 800 g), scolati e risciacquati

2 cucchiai di olio d'oliva extra vergine

1 cipolla media, tritata finemente

3 spicchi d'aglio, tritati finemente

1 cucchiaino di cumino in polvere

1 cucchiaino di paprika dolce (o affumicata per un sapore più intenso)

1/2 cucchiaino di coriandolo in polvere

1/4 cucchiaino di pepe di Cayenna (opzionale, per il piccante)

1 lattina di pomodori a cubetti (circa 400 g)

4 tazze di brodo vegetale

Sale e pepe nero macinato a piacere

1/4 di tazza di prezzemolo fresco tritato per guarnire
(opzionale)

Pane croccante o crostini per accompagnare
(opzionale)

Istruzioni:

Soffriggere la Cipolla e l'Aglio: In una pentola
capiente, riscalda l'olio d'oliva a fuoco medio.
Aggiungi la cipolla tritata e cuocila fino a quando
diventa traslucida, quindi aggiungi l'aglio tritato e
cuoci per altri 2 minuti finché diventa fragrante.

Aggiunta delle Spezie: Aggiungi il cumino in
polvere, la paprika, il coriandolo e il pepe di Cayenna
(se lo stai usando) alla cipolla e all'aglio soffritti.
Mescola bene per distribuire uniformemente le
spezie e cuoci per altri 2-3 minuti per farle tostare
leggermente.

Aggiunta dei Ceci e dei Pomodori: Aggiungi i ceci
scolati e risciacquati alla pentola e mescola con le

spezie. Aggiungi anche i pomodori a cubetti e mescola bene.

Aggiunta del Brodo: Versa il brodo vegetale nella pentola e mescola bene. Porta il tutto a ebollizione, quindi riduci il fuoco e lascia sobbollire a fuoco medio-basso per circa 15-20 minuti per far amalgamare i sapori.

Regolazione del Sapore: Assaggia la zuppa e aggiungi sale e pepe nero macinato a piacere per bilanciare i sapori. Puoi aggiungere un po' di acqua se desideri una consistenza più sottile.

Servire: La zuppa di ceci e pomodoro è pronta per essere servita. Guarnisci con prezzemolo fresco tritato e, se lo desideri, accompagnala con pane croccante o crostini.

Questa zuppa di ceci e pomodoro è un piatto riscaldante e nutriente perfetto per una cena invernale o quando hai voglia di qualcosa di confortante. È ricca di proteine vegetali e fibre grazie ai ceci, ed è un modo delizioso per gustare i legumi. Buon appetito!

Capitolo 7

Piatti a Base di Cereali

"Piatti a Base di Cereali" significa entrare in un mondo di opzioni gustose, sostenibili e nutrienti. I cereali sono un pilastro fondamentale della dieta umana da secoli, e la loro versatilità li rende una scelta ideale per chi segue una dieta vegana. Questo capitolo è un invito a esplorare le infinite possibilità di preparare piatti deliziosi utilizzando cereali come base.

I cereali, come il riso, il grano, l'avena, il farro, il quinoa e molti altri, sono ricchi di carboidrati complessi, fibre e una varietà di vitamine e minerali essenziali. Sono perfetti per fornire energia sostenibile e mantenerci sazi per lungo tempo.

In questo capitolo, scoprirai come utilizzare i cereali in modo creativo per preparare piatti principali, contorni, insalate e persino dessert vegani. Dalle classiche lasagne di grano saraceno alle gustose insalate di quinoa, troverai ricette che soddisferanno il tuo palato e le tue esigenze nutrizionali.

I cereali si prestano bene a essere abbinati a una vasta gamma di ingredienti, dalle verdure alle proteine vegetali come i legumi e il tofu. Siano essi gustosi e speziati, leggeri e croccanti o cremosi e confortanti, i piatti a base di cereali offrono una varietà di esperienze culinarie da esplorare.

Indipendentemente dal fatto che tu stia cercando idee per piatti sani e nutrienti o per indulgere in comfort food vegano, questo capitolo ti guiderà attraverso la preparazione di piatti a base di cereali che saranno un successo in cucina. La tua tavola sarà abbondante e colorata grazie a queste deliziose creazioni a base di cereali, perfette per soddisfare il tuo appetito e il tuo desiderio di piatti vegani equilibrati.

Il risotto al limone e asparagi è un piatto delicato e aromatico perfetto per la primavera e l'estate. È una deliziosa pietanza vegana che unisce la cremosità del risotto con il sapore fresco e agrumato del limone e la croccantezza degli asparagi.
La quantità di ingredienti elencati è sufficiente per preparare circa 4 porzioni di risotto al limone e asparagi. Ecco come prepararlo:

Ingredienti:

1 tazza di riso Arborio o Carnaroli

1 mazzo di asparagi, tagliati in pezzi da 2-3 cm

1 cipolla media, tritata finemente

2 spicchi d'aglio, tritati finemente

Scorza grattugiata di 1 limone

Succo di 1 limone

4 tazze di brodo vegetale (caldo)

2 cucchiai di olio d'oliva extra vergine

1/2 tazza di vino bianco secco (opzionale)

Indipendentemente dal fatto che tu stia cercando idee per piatti sani e nutrienti o per indulgere in comfort food vegano, questo capitolo ti guiderà attraverso la preparazione di piatti a base di cereali che saranno un successo in cucina. La tua tavola sarà abbondante e colorata grazie a queste deliziose creazioni a base di cereali, perfette per soddisfare il tuo appetito e il tuo desiderio di piatti vegani equilibrati.

Il risotto al limone e asparagi è un piatto delicato e aromatico perfetto per la primavera e l'estate. È una deliziosa pietanza vegana che unisce la cremosità del risotto con il sapore fresco e agrumato del limone e la croccantezza degli asparagi.
La quantità di ingredienti elencati è sufficiente per preparare circa 4 porzioni di risotto al limone e asparagi. Ecco come prepararlo:

Ingredienti:

1 tazza di riso Arborio o Carnaroli

1 mazzo di asparagi, tagliati in pezzi da 2-3 cm

1 cipolla media, tritata finemente

2 spicchi d'aglio, tritati finemente

Scorza grattugiata di 1 limone

Succo di 1 limone

4 tazze di brodo vegetale (caldo)

2 cucchiai di olio d'oliva extra vergine

1/2 tazza di vino bianco secco (opzionale)

Sale e pepe nero macinato a piacere

2 cucchiai di burro vegano (opzionale, per una maggiore cremosità)

Prezzemolo fresco tritato per guarnire (opzionale)

Istruzioni:

Preparazione degli Asparagi: Porta una pentola d'acqua a ebollizione. Aggiungi gli asparagi tagliati e fai cuocere per circa 2-3 minuti o finché diventano teneri ma ancora croccanti. Scolali e mettili da parte.

Preparazione del Brodo: In un'altra pentola, porta il brodo vegetale a ebollizione, poi abbassa il fuoco e mantienilo caldo mentre prepari il risotto.

Soffriggere la Cipolla e l'Aglio: In una pentola ampia, riscalda l'olio d'oliva a fuoco medio. Aggiungi la cipolla tritata e cuocila finché diventa traslucida, quindi aggiungi l'aglio tritato e cuoci per altri 2 minuti finché diventa fragrante.

Tostatura del Riso: Aggiungi il riso Arborio o Carnaroli alla pentola con la cipolla e l'aglio. Mescola bene per rivestire il riso con l'olio e tostalo leggermente per 2-3 minuti finché diventa traslucido.

Sfumare con il Vino Bianco (se lo stai usando):
Aggiungi il vino bianco e mescola fino a quando
viene assorbito dal riso.

Cottura del Risotto: Inizia ad aggiungere il brodo
vegetale, un mestolo alla volta, mescolando
costantemente e attendendo che il brodo venga
assorbito prima di aggiungerne altro. Continua
questo processo per circa 18-20 minuti, o finché il
riso è cotto al dente e il risotto risulta cremoso.

Aggiunta degli Asparagi: A metà cottura del risotto,
aggiungi gli asparagi precotti e mescola bene per
incorporarli.

Sapore di Limone: Aggiungi la scorza grattugiata e il
succo di limone al risotto. Mescola per distribuire
uniformemente il sapore fresco del limone. Assaggia
e regola il sapore con sale e pepe a piacere.

Aggiunta del Burro Vegano (opzionale): Se
desideri una maggiore cremosità, puoi aggiungere il
burro vegano a questo punto e mescolare fino a
quando si scioglie completamente.

Servire: Il tuo risotto al limone e asparagi vegano è
pronto per essere servito. Guarnisci con prezzemolo
fresco tritato, se lo desideri, e servi caldo.

Questo risotto è una combinazione di sapori freschi e cremosi che delizieranno il tuo palato. È una scelta perfetta per un pasto primaverile o estivo leggero e raffinato.

Gli spaghetti di zucchine con pesto vegano sono un piatto leggero e saporito perfetto per chi desidera una cena fresca e salutare. Questa ricetta utilizza zucchine al posto della pasta tradizionale e un pesto vegano ricco di sapore. La ricetta degli spaghetti di zucchine con pesto è sufficiente per 2-4 porzioni, a seconda della dimensione della porzione e dell'appetito delle persone che la consumano. Ecco come prepararlo:

Ingredienti per gli Spaghetti di Zucchine:

4 zucchine medie
Sale e pepe nero macinato a piacere

Ingredienti per il Pesto Vegano:

2 tazze di foglie di basilico fresco

1/2 tazza di noci o pinoli tostati

3 spicchi d'aglio

1/4 di tazza di lievito alimentare in scaglie (opzionale, per dare un sapore formaggio)

1/2 tazza di olio d'oliva extra vergine

Succo di 1 limone

Sale e pepe nero macinato a piacere

Acqua (per regolare la consistenza)

Istruzioni:

Preparazione delle Zucchine:

Usa una spiragliatrice per creare gli spaghetti di zucchine. Se non hai una spiragliatrice, puoi utilizzare un pelapatate per ottenere fettine sottili simili a spaghetti. Salate leggermente le zucchine e mettile da parte per 10-15 minuti per far rilasciare l'acqua. Quindi, sciacquale e asciugale bene con un canovaccio o carta assorbente.

Preparazione del Pesto Vegano:

In un robot da cucina, metti le foglie di basilico, le noci tostate, gli spicchi d'aglio, il lievito alimentare (se lo stai usando), il succo di limone, il sale e il pepe nero. Inizia a frullare gli ingredienti a bassa velocità.

Mentre il robot da cucina è in funzione, versa lentamente l'olio d'oliva extra vergine in modo che il pesto si amalgami bene. Se necessario, aggiungi un po' d'acqua per ottenere la consistenza desiderata. Continua a frullare fino a ottenere un pesto cremoso.

Completamento dei Piatti:

In una grande ciotola, metti gli spaghetti di zucchine crudi e aggiungi il pesto vegano preparato. Mescola bene in modo che gli spaghetti siano coperti uniformemente con il pesto. Puoi riscaldare gli spaghetti in una padella a fuoco medio-alto per 1-2 minuti se preferisci un piatto leggermente riscaldato.

Servi gli spaghetti di zucchine con pesto vegano impiattati e guarnisci con basilico fresco o noci tostate aggiuntive, se lo desideri.

Questi spaghetti di zucchine con pesto vegano sono una scelta gustosa e leggera per una cena estiva o quando hai voglia di qualcosa di fresco e nutriente. Il pesto vegano conferisce un sapore ricco e aromatico agli spaghetti di zucchine, rendendoli irresistibili.

Succo di 1 limone

Sale e pepe nero macinato a piacere

Acqua (per regolare la consistenza)

Istruzioni:

Preparazione delle Zucchine:

Usa una spiragliatrice per creare gli spaghetti di zucchine. Se non hai una spiragliatrice, puoi utilizzare un pelapatate per ottenere fettine sottili simili a spaghetti. Salate leggermente le zucchine e mettile da parte per 10-15 minuti per far rilasciare l'acqua. Quindi, sciacquale e asciugale bene con un canovaccio o carta assorbente.

Preparazione del Pesto Vegano:

In un robot da cucina, metti le foglie di basilico, le noci tostate, gli spicchi d'aglio, il lievito alimentare (se lo stai usando), il succo di limone, il sale e il pepe nero. Inizia a frullare gli ingredienti a bassa velocità.

Mentre il robot da cucina è in funzione, versa lentamente l'olio d'oliva extra vergine in modo che il pesto si amalgami bene. Se necessario, aggiungi un

po' d'acqua per ottenere la consistenza desiderata.
Continua a frullare fino a ottenere un pesto cremoso.

Completamento dei Piatti:

In una grande ciotola, metti gli spaghetti di zucchine crudi e aggiungi il pesto vegano preparato. Mescola bene in modo che gli spaghetti siano coperti uniformemente con il pesto. Puoi riscaldare gli spaghetti in una padella a fuoco medio-alto per 1-2 minuti se preferisci un piatto leggermente riscaldato.

Servi gli spaghetti di zucchine con pesto vegano impiattati e guarnisci con basilico fresco o noci tostate aggiuntive, se lo desideri.

Questi spaghetti di zucchine con pesto vegano sono una scelta gustosa e leggera per una cena estiva o quando hai voglia di qualcosa di fresco e nutriente. Il pesto vegano conferisce un sapore ricco e aromatico agli spaghetti di zucchine, rendendoli irresistibili.

Il bulgur alle verdure è un piatto leggero, saporito e nutriente. Questa ricetta combina il bulgur, un cereale integrale, con una varietà di verdure colorate e spezie per creare un pasto vegano gustoso e equilibrato.
La quantità di ingredienti elencati è sufficiente per preparare circa 4 porzioni di bulgur alle verdure. Ecco come prepararlo:

Ingredienti:

1 tazza di bulgur

2 tazze di brodo vegetale (o acqua)

2 cucchiai di olio d'oliva extra vergine

1 cipolla media, tritata finemente

2 spicchi d'aglio, tritati finemente

1 peperone rosso, tagliato a dadini

1 zucchina, tagliata a dadini

1 carota, tagliata a dadini

1 cucchiaino di curcuma in polvere

1 cucchiaino di cumino in polvere

1/2 cucchiaino di paprika dolce

Sale e pepe nero macinato a piacere

Succo di 1 limone

Prezzemolo fresco tritato per guarnire (opzionale)

Istruzioni:

Preparazione del Bulgur: In una ciotola capiente, versa il bulgur e coprilo con il brodo vegetale o l'acqua bollente. Copri la ciotola con un coperchio o un foglio di pellicola trasparente e lascia riposare per circa 20-25 minuti, o finché il bulgur ha assorbito tutto il liquido e risulta morbido. Fluffa il bulgur con una forchetta per separare i granelli.

Soffriggere la Cipolla e l'Aglio: In una grande padella, riscalda l'olio d'oliva a fuoco medio. Aggiungi la cipolla tritata e cuocila finché diventa traslucida, quindi aggiungi l'aglio tritato e cuoci per altri 2 minuti finché diventa fragrante.

Aggiunta delle Verdure: Aggiungi i peperoni rossi, le zucchine e le carote tagliate a dadini alla padella con la cipolla e l'aglio. Cuoci le verdure per circa 5-7 minuti,finché diventano tenere ma ancora croccanti.

Speziare il Tutto: Aggiungi la curcuma in polvere, il cumino in polvere, la paprika dolce, il sale e il pepe nero alle verdure. Mescola bene per distribuire uniformemente le spezie.

Unire il Bulgur: Incorpora il bulgur cotto alle verdure nella padella. Mescola bene affinché tutti gli ingredienti si amalgamino.

Sapore di Limone: Spremi il succo di un limone fresco sopra il bulgur alle verdure e mescola nuovamente per aggiungere un tocco di freschezza.

Servire: Il tuo bulgur alle verdure vegano è pronto per essere servito. Guarnisci con prezzemolo fresco tritato, se lo desideri, per un tocco di colore e freschezza aggiuntiva.

Questo bulgur alle verdure è un piatto vegan ricco di sapore, fibre e sostanze nutritive. È ideale come piatto principale leggero o come contorno per una varietà di piatti vegani.

Capitolo 8

Dessert Vegani

Benvenuti nel capitolo dedicato ai "Dessert Vegani" -
un mondo incantevole e goloso di dolci che non solo
soddisferanno il vostro palato, ma rispecchieranno
anche la vostra scelta di uno stile di vita più
sostenibile e rispettoso degli animali.

In questo capitolo, vi condurremo attraverso una
collezione di deliziose ricette pensate appositamente
per chi segue una dieta vegana o per chiunque voglia
esplorare il mondo dei dolci senza ingredienti di
origine animale. La pasticceria vegana non è mai
stata così appetitosa e creativa, e vi mostreremo
come sia possibile ottenere dolci irresistibili senza
utilizzare uova, latte, burro o altri prodotti di
derivazione animale.

Dalle torte morbide e soffici ai biscotti croccanti, dai
gelati cremosi alle creme dolci, troverete una vasta
gamma di opzioni per accontentare ogni vostro
desiderio di dolcezza. Potrete imparare a sostituire gli
ingredienti tradizionali con alternative vegane
intelligenti, scoprire nuovi dolcificanti naturali e
godere dei sapori freschi e sorprendenti dei dessert a
base vegetale.

Indipendentemente dal vostro livello di esperienza in
cucina, queste ricette sono adatte a tutti. Che siate
pasticceri esperti o principianti curiosi, troverete
consigli utili, tecniche e suggerimenti per creare

dessert vegani straordinari che delizieranno voi e i
vostri cari.

Quindi preparatevi a immergervi in un mondo di
sapori dolci, a sperimentare con nuove creazioni e a
sorprendere i vostri amici e familiari con dessert
vegani che non solo conquisteranno i loro cuori ma
anche il vostro. Buona cucina e buon dessert.

Benvenuti nel capitolo dedicato ai "Dessert Vegani" - un mondo incantevole e goloso di dolci che non solo soddisferanno il vostro palato, ma rispecchieranno anche la vostra scelta di uno stile di vita più sostenibile e rispettoso degli animali.

In questo capitolo, vi condurremo attraverso una collezione di deliziose ricette pensate appositamente per chi segue una dieta vegana o per chiunque voglia esplorare il mondo dei dolci senza ingredienti di origine animale. La pasticceria vegana non è mai stata così appetitosa e creativa, e vi mostreremo come sia possibile ottenere dolci irresistibili senza utilizzare uova, latte, burro o altri prodotti di derivazione animale.

Dalle torte morbide e soffici ai biscotti croccanti, dai gelati cremosi alle creme dolci, troverete una vasta gamma di opzioni per accontentare ogni vostro desiderio di dolcezza. Potrete imparare a sostituire gli ingredienti tradizionali con alternative vegane intelligenti, scoprire nuovi dolcificanti naturali e godere dei sapori freschi e sorprendenti dei dessert a base vegetale.

Indipendentemente dal vostro livello di esperienza in cucina, queste ricette sono adatte a tutti. Che siate pasticceri esperti o principianti curiosi, troverete consigli utili, tecniche e suggerimenti per creare dessert vegani straordinari che delizieranno voi e i vostri cari.

Quindi preparatevi a immergervi in un mondo di sapori dolci, a sperimentare con nuove creazioni e a sorprendere i vostri amici e familiari con dessert vegani che non solo conquisteranno i loro cuori ma anche il vostro. Buona cucina e buon dessert.

Questa torta al cioccolato vegana è incredibilmente morbida, umida e ricca di sapore, nonostante non contenga uova o latticini. La ricetta della Torta al Cioccolato Senza Uova è sufficiente per circa 8 porzioni. Ecco come prepararla:

Ingredienti:

Per la Torta:

1 e 1/2 tazze di farina 00 (o farina di grano saraceno per una versione senza glutine)

1 tazza di zucchero (puoi usare zucchero di canna non raffinato o sciroppo d'acero)

1/4 di tazza di cacao in polvere non zuccherato

1 cucchiaino di bicarbonato di sodio

1/2 cucchiaino di sale

1 tazza di acqua tiepida

1/2 tazza di olio vegetale (come olio di girasole o di cocco fuso)

1 cucchiaino di estratto di vaniglia

1 cucchiaio di aceto di mele

1/2 tazza di gocce di cioccolato vegane (opzionale)

Per la Glassa al Cioccolato:

1/2 tazza di zucchero a velo (assicurati che sia vegano)

2 cucchiai di cacao in polvere

2 cucchiai di latte vegetale (come latte di mandorla o soia)

1/2 cucchiaino di estratto di vaniglia

Istruzioni:

Preparazione della Torta:

Preriscalda il forno a 180°C e imburra o rivesti con carta da forno una teglia da 20-22 cm di diametro.

In una ciotola capiente, setaccia la farina, il cacao in polvere, il bicarbonato di sodio e il sale. Aggiungi lo zucchero e mescola bene gli ingredienti secchi.

In un'altra ciotola, mescola insieme l'acqua tiepida, l'olio vegetale, l'estratto di vaniglia e l'aceto di mele. Mescola gli ingredienti umidi con quelli secchi fino a

ottenere una consistenza liscia. Se lo desideri,
aggiungi le gocce di cioccolato e mescola.

Versa l'impasto nella teglia preparata e livellalo con
una spatola.

Inforna la torta nel forno preriscaldato per circa 30-
35 minuti, o finché uno stuzzicadenti inserito nel
centro ne esca pulito. Tieni presente che i tempi di
cottura possono variare leggermente a seconda del
tuo forno.

Una volta cotta, lascia raffreddare la torta nella teglia
per circa 10 minuti, quindi trasferiscila su una griglia
per raffreddare completamente.

Preparazione della Glassa al Cioccolato:

In una ciotola, setaccia lo zucchero a velo e il cacao in
polvere. Aggiungi il latte vegetale e l'estratto di
vaniglia e mescola fino a ottenere una glassa liscia.

Completamento della Torta:

Una volta che la torta è completamente raffreddata,
versa la glassa al cioccolato sopra di essa,
distribuendola uniformemente sulla superficie.

Lascia che la glassa si solidifichi leggermente prima di tagliare e servire la tua torta al cioccolato vegana.

Questa torta al cioccolato vegana senza uova è un'opzione deliziosa per tutti, indipendentemente dalle preferenze alimentari. Il suo sapore ricco e la consistenza umida la rendono perfetta per occasioni speciali o semplicemente per coccolarti con un dessert straordinario.

Questo gelato alla banana vegano è una delizia cremosa e rinfrescante che può essere preparata con pochi ingredienti. È una scelta perfetta per chi desidera godersi un dessert salutare senza l'uso di latticini o zuccheri aggiunti. La ricetta del Gelato alla Banana è sufficiente per circa 2-4 porzioni, a seconda della dimensione della porzione e dell'appetito delle persone che lo consumano.

Ingredienti:

4-5 banane mature (le banane devono essere mature e congelate)

1-2 cucchiai di latte vegetale (come latte di mandorla o soia, se necessario)

1 cucchiaino di estratto di vaniglia (opzionale, per il sapore aggiuntivo)

Istruzioni:

Preparazione delle Banane: Inizia congelando le banane mature. Sbucciale, tagliale a rondelle e mettile in un sacchetto ermetico nel congelatore per almeno 4 ore o preferibilmente durante la notte. Le banane congelate daranno al gelato la sua consistenza cremosa.

Messa in Pausa: Una volta che le banane sono congelate, mettile in un robot da cucina potente. Se il tuo robot da cucina è piccolo, potrebbe essere necessario farlo in due batch.

Frullaggio delle Banane: Frulla le banane congelate fino a ottenere una consistenza cremosa e omogenea. Potresti dover raschiare i bordi del robot da cucina di tanto in tanto per assicurarti che tutto sia ben mescolato. Se le banane sembrano troppo solide, puoi aggiungere uno o due cucchiai di latte vegetale per aiutare nel processo di frullaggio. Aggiungi anche l'estratto di vaniglia, se lo desideri, per un sapore extra.

Servizio Immediato: Il gelato alla banana è migliore quando servito immediatamente per una consistenza ultra-cremosa. Puoi gustarlo così com'è o guarnirlo con frutta fresca, noci tritate, cioccolato fondente o granola, a piacere.

Conservazione: Se avanzi del gelato, puoi trasferirlo in un contenitore ermetico e conservarlo nel congelatore, ma tieni presente che potrebbe diventare più duro con il tempo. Per ammorbidirlo prima di servirlo, lascialo riposare a temperatura ambiente per alcuni minuti e mescola leggermente.

Questo gelato alla banana vegano è una meravigliosa alternativa ai gelati tradizionali, ricco di sapore e privo di latticini e zuccheri aggiunti. Puoi personalizzarlo con i tuoi ingredienti preferiti per creare gusti diversi, come il cioccolato, le fragole o le noci. È una prelibatezza sana e gustosa che tutti possono apprezzare. Buon dessert!

Questi muffin alle mele vegani sono soffici, profumati e perfetti per la colazione o come spuntino. Sono realizzati senza uova, latte o burro, ma sono ricchi di sapore grazie alle mele e alle spezie.
La ricetta dei Muffin alle Mele rende circa 12 muffin, quindi è sufficiente per 12 porzioni Ecco come prepararli:

Ingredienti:

1 tazza di farina integrale (puoi anche utilizzare farina 00 o farina di grano saraceno per una versione senza glutine)

1 tazza di farina per dolci

1/2 tazza di zucchero di canna non raffinato (o zucchero di cocco)

2 cucchiaini di lievito in polvere

1/2 cucchiaino di bicarbonato di sodio

1 cucchiaino di cannella in polvere

1/2 cucchiaino di noce moscata

1/2 cucchiaino di sale

1 tazza di mele grattugiate (circa 2 mele medie)

1 tazza di latte vegetale (come latte di mandorla o soia)

1/4 di tazza di olio vegetale (come olio di cocco o olio di girasole)

1 cucchiaino di estratto di vaniglia

1 cucchiaio di aceto di mele

Istruzioni:

Preriscaldare il Forno: Preriscalda il forno a 180°C e prepara una teglia per muffin con pirottini di carta.

Preparazione delle Mele: Gratta le mele con una grattugia a fori grossi e mettile da parte. Non è necessario sbucciarle.

Combinare gli Ingredienti Secchi: In una ciotola grande, setaccia la farina integrale, la farina per dolci, lo zucchero di canna, il lievito in polvere, il bicarbonato di sodio, la cannella, la noce moscata e il sale. Mescola bene gli ingredienti secchi.

Unire gli Ingredienti Liquidi: In un'altra ciotola, mescola insieme il latte vegetale, l'olio vegetale, l'estratto di vaniglia e l'aceto di mele.

Mescolare il tutto: Versa gli ingredienti liquidi nella ciotola degli ingredienti secchi e mescola fino a ottenere un impasto omogeneo. Assicurati di non mescolare troppo, altrimenti i muffin potrebbero diventare troppo densi.

Aggiungere le Mele: Aggiungi le mele grattugiate all'impasto e mescola delicatamente per distribuirle uniformemente.

Riempire i Pirottini: Riempie i pirottini per muffin fino a 3/4 di capacità con l'impasto.

Cottura: Inforna i muffin nel forno preriscaldato per circa 20-25 minuti, o finché uno stuzzicadenti inserito nel centro ne esca pulito. I tempi di cottura possono variare leggermente a seconda del tuo forno, quindi fai la prova dello stuzzicadenti per assicurarti che siano cotti.

Raffreddare e Servire: Lascia raffreddare i muffin nella teglia per alcuni minuti, quindi trasferiscili su una griglia per raffreddare completamente. Una volta raffreddati, sono pronti per essere serviti.

Questi muffin alle mele vegani sono una delizia leggermente dolce, perfetti per una colazione sana o come spuntino. Le mele grattugiate aggiungono umidità e sapore, mentre le spezie donano un tocco di calore. Provale con una tazza di caffè o tè per una deliziosa pausa.

Capitolo 9

Bevande Vegane

Il capitolo delle "Bevande Vegane" è un invito a esplorare un mondo di gusti, aromi e ricette che celebrano la diversità delle opzioni bevibili all'interno di uno stile di vita vegano. Che tu sia un vegano convinto, un appassionato di bevande o semplicemente in cerca di alternative più sostenibili e cruelty-free, troverai in questo capitolo un ricco assortimento di opzioni per soddisfare la tua sete.

Le bevande vegane non si limitano alla classica alternativa al latte, ma spaziano dalla freschezza delle bevande a base di frutta e verdura alle combinazioni di ingredienti creativi per cocktail e mocktail irresistibili. Potrai scoprire come realizzare bevande che rispettano la tua scelta di vita senza rinunciare al gusto e alla soddisfazione.

Nel capitolo delle bevande vegane, ti guideremo attraverso la preparazione di smoothie rinfrescanti, frullati nutrienti, succhi di frutta naturali e variazioni del classico latte vegetale. Ti insegneremo anche come creare cocktail sofisticati e bevande analcoliche per le occasioni speciali o per un semplice relax serale.

Sarai sorpreso dalla versatilità degli ingredienti vegani e dalla capacità di trasformare frutta, verdura, noci e spezie in deliziose bevande per ogni occasione. Quindi, preparati a sollevare il bicchiere e a gustare una vasta gamma di bevande vegane che faranno bene a te e all'ambiente. Che tu stia cercando un cocktail festivo, un frullato rigenerante o una semplice bevanda per accompagnare i tuoi pasti, qui troverai un'ampia selezione di opzioni per tutte le tue esigenze di sete.

I frullati verdi vegani sono un modo delizioso e nutriente per aumentare il tuo apporto di verdure e frutta. Questa ricetta è ricca di vitamine, minerali e antiossidanti, ed è perfetta per una colazione salutare o uno spuntino rinfrescante. La ricetta dei frullati verdi può preparare 1 o 2 porzioni, a seconda delle dimensioni delle porzioni che preferisci. Ecco come prepararla:

Ingredienti:

1 tazza di spinaci freschi o cavolo riccio (puoi usare anche altre verdure a foglia verde come la bietola)

1 banana matura

1/2 tazza di ananas fresco o congelato (o altra frutta a tua scelta)

1/2 tazza di latte vegetale (come latte di mandorla, soia o cocco)

1/2 tazza di acqua

1 cucchiaio di semi di chia (opzionale, per un tocco extra di nutrienti)

Miele, sciroppo d'acero o dolcificante a piacere
(opzionale)

Cubetti di ghiaccio (opzionale, se desideri il frullato
più fresco)

Istruzioni:

Preparazione degli Ingredienti: Assicurati che la
frutta sia pronta per l'uso. Se utilizzi frutta fresca,
lavala e tagliala a pezzi. Se stai usando frutta
congelata, puoi utilizzarla direttamente dal freezer.

Frullaggio delle Verdure: Inizia mettendo gli spinaci
o il cavolo riccio nel frullatore. Aggiungi anche
l'acqua e il latte vegetale. Questa parte del processo
assicura che le verdure siano ben frullate e non ci
siano pezzi visibili.

Aggiunta della Frutta: Aggiungi la banana e
l'ananas (o altra frutta scelta) al frullatore. Questi
ingredienti daranno dolcezza e sapore al frullato.

Opzioni di Dolcificazione: Se desideri un frullato più
dolce, puoi aggiungere un dolcificante a piacere. Puoi
utilizzare miele vegano, sciroppo d'acero o anche
date medjool per dolcificare naturalmente il frullato.
Aggiungi il dolcificante a piccole quantità e assaggia
per ottenere il grado di dolcezza desiderato.

Frullaggio Finale: Frulla tutti gli ingredienti fino a ottenere un frullato cremoso e omogeneo. Se desideri il frullato più freddo, aggiungi alcuni cubetti di ghiaccio e frulla nuovamente.

Servire: Versa il frullato verde in un bicchiere e guarniscilo con semi di chia, se lo desideri, per un tocco di croccantezza e nutrienti aggiuntivi.

Questo frullato verde vegano è una scelta salutare e deliziosa per iniziare la giornata o ricaricarti durante il pomeriggio. È ricco di vitamine, minerali e fibre, oltre a essere incredibilmente gustoso. Puoi personalizzare la ricetta con la frutta che preferisci, rendendola adatta ai tuoi gusti.

Il latte di mandorla fatto in casa è una bevanda vegana deliziosa e versatile che puoi utilizzare come alternativa al latte tradizionale. È facile da preparare e richiede solo pochi ingredienti. La ricetta del latte di mandorla fatto in casa può preparare circa 4 tazze di latte di mandorla, ma puoi regolare la quantità in base alle tue preferenze e necessità. Ecco come farlo:

Ingredienti:

1 tazza di mandorle crude

4 tazze di acqua (per il latte base)

Dolcificante a piacere (come sciroppo d'acero, zucchero di canna o datteri, opzionale)

Vaniglia o cannella (opzionale, per sapore extra)

Istruzioni:

Ammollo delle Mandorle: Inizia mettendo le mandorle in una ciotola e coprile con acqua. Lasciale in ammollo per almeno 6-8 ore o durante la notte. L'ammollo ammorbidisce le mandorle, facilitando il processo di frullaggio.

Sciacquo e Scolatura: Dopo l'ammollo, scola e sciacqua bene le mandorle con acqua fredda. Questo rimuove eventuali residui e l'acqua dell'ammollo.

Frullaggio delle Mandorle: Metti le mandorle scolate nel frullatore e aggiungi 4 tazze di acqua. Puoi iniziare con meno acqua se desideri un latte di mandorla più concentrato.

Frullaggio e Filtraggio: Frulla le mandorle e l'acqua a massima potenza per 1-2 minuti, finché l'acqua diventa bianca e cremosa. A questo punto, puoi aggiungere dolcificante (come sciroppo d'acero, zucchero di canna o datteri) e aromi (come vaniglia o cannella) se lo desideri. Frulla nuovamente per combinare gli ingredienti aggiunti.

Filtraggio del Latte: Prepara una bacinella o una ciotola grande e posiziona uno straccio o una mussola fine sopra di essa. Versa il composto dal frullatore nello straccio.

Strizzatura: Raccogli gli angoli dello straccio e solleva lentamente, spremendo il liquido dal composto di mandorle. Continua fino a quando hai estratto il massimo latte possibile. Questo dovrebbe produrre il tuo latte di mandorla fatto in casa.

Conservazione: Trasferisci il latte di mandorla in una bottiglia o una caraffa sigillata e conserva in frigorifero. Agita bene prima dell'uso, poiché il latte di mandorla fatto in casa tende a separarsi con il tempo.

Il latte di mandorla fatto in casa è una bevanda vegana versatile che puoi usare in cereali, caffè, tè, frullati e per preparare creme e salse. È privo di conservanti e additivi, il che lo rende una scelta più salutare rispetto a molte alternative commerciali. Personalizza il sapore e la dolcezza secondo le tue preferenze per creare il latte di mandorla perfetto per te. Buon consumo!

Il tè alla menta senza zucchero è una bevanda rinfrescante e leggera perfetta per chi segue una dieta vegana e desidera evitare l'aggiunta di zucchero.

La ricetta del tè alla menta senza zucchero può preparare circa 2 tazze di tè, ma puoi facilmente regolare la quantità in base al numero di tazze che desideri servire. Ecco come prepararlo:

Ingredienti:

2 bustine di tè alla menta senza zucchero (o 2 cucchiai di tè alla menta sfuso)

2 tazze di acqua bollente

Foglie di menta fresca (per la decorazione, opzionale)

Fette di limone (per la decorazione, opzionale)

Istruzioni:

Portare l'Acqua a Ebollizione: Riscalda l'acqua fino a quando inizia a bollire. Puoi farlo sul fornello o nel forno a microonde.

Infusione del Tè: Metti le bustine di tè alla menta o il tè alla menta sfuso in una teiera o una ciotola resistente al calore. Versa l'acqua bollente sul tè.

Coprire e Infondere: Copri la teiera o la ciotola e lascia in infusione il tè per circa 5-7 minuti. Il tempo di infusione può variare a seconda delle preferenze personali. Se vuoi un tè più forte, lascialo in infusione per un po' di più.

Rimuovere il Tè: Rimuovi le bustine di tè o usa un filtro per il tè per separare il tè dalla sua infusione. Se hai usato il tè alla menta sfuso, puoi semplicemente filtrare il tè attraverso un colino fine o uno strainer.

Servire: Versa il tè alla menta in tazze da tè o bicchieri. Puoi decorare con alcune foglie di menta fresca o una fetta di limone, se lo desideri.

Goditi il Tuo Tè: Gusta il tuo tè alla menta vegano senza zucchero mentre è ancora caldo o, se lo preferisci, lascialo raffreddare e aggiungi del ghiaccio per una bevanda rinfrescante.

Questo tè alla menta senza zucchero è una scelta rinfrescante e senza calorie vuote. La menta conferisce un sapore fresco e rinvigorente, perfetto per goderti dopo un pasto o durante una pausa relax. Puoi personalizzare l'intensità del sapore regolando il tempo di infusione e aggiungendo foglie di menta o fette di limone per un tocco extra di freschezza. Buon tè!

Capitolo 10

Suggerimenti per la Vita Vegana

In questo capitolo, esploreremo consigli pratici, strategie e informazioni utili per rendere la tua esperienza vegana più facile, soddisfacente e sostenibile. La scelta di adottare uno stile di vita vegano è un passo significativo verso una dieta più compassionevole e un mondo più sostenibile, ma può presentare alcune sfide iniziali.

Indipendentemente dal motivo che ti ha portato a scegliere il veganismo, sia esso per ragioni etiche, ambientali, sanitarie o altre, vogliamo fornirti le conoscenze e le competenze necessarie per vivere in modo equilibrato, sano e appagante come vegano.

In questo capitolo, troverai informazioni su come pianificare una dieta vegana equilibrata, scoprire alternative ai prodotti di origine animale, fare acquisti responsabili, affrontare situazioni sociali e familiari, e molto altro. Ti aiuteremo a superare le sfide comuni che i nuovi vegani possono incontrare e a trovare soluzioni creative per godere al massimo del tuo percorso vegano.

Siamo qui per dimostrarti che il veganismo è più che una semplice dieta; è uno stile di vita che può portare a benefici duraturi per te, gli animali e il pianeta. Con un po' di orientamento e un sacco di ispirazione, scoprirai che la vita vegana è piena di opportunità gustose e gratificanti. Quindi, preparati a esplorare i suggerimenti, i trucchi e le risorse che renderanno il tuo viaggio vegano più ricco e appagante che mai.

Fare scelte alimentari sostenibili nel mondo vegano è fondamentale per ridurre l'impatto ambientale e promuovere uno stile di vita più ecologico. Ecco alcuni consigli dettagliati su come farlo:

Scopri una vasta gamma di alimenti vegani, tra cui frutta, verdura, cereali, legumi, noci e semi. Questi ingredienti costituiscono la base di una dieta vegana equilibrata.

Esplora sostituti vegani per i prodotti di origine animale come latte, formaggio, yogurt, carne e uova. Oggi ci sono molte opzioni sul mercato.

Compra prodotti locali e di stagione quando possibile. Questo riduce l'impatto ambientale legato al trasporto e promuove l'agricoltura sostenibile.

Visita mercati agricoli o considera l'iscrizione a un CSA (Community SupportedAgriculture) per ottenere prodotti freschi direttamente dai produttori locali.

Pianifica i pasti in anticipo per evitare acquisti impulsivi e sprechi.

Utilizza gli avanzi per creare nuovi piatti o donali a chi ne ha bisogno.

I prodotti biologici spesso impiegano pratiche agricole più sostenibili e riducono l'uso di pesticidi e fertilizzanti sintetici.

Limita il consumo di cibi vegani altamente processati, come cibi pronti surgelati e snack confezionati. Questi prodotti spesso richiedono molte risorse per la produzione e l'imballaggio.

Se stai iniziando una dieta vegana, considera una *transizione graduale*. Questo può aiutarti a sperimentare nuovi cibi e adattarti a un nuovo stile alimentare in modo più sostenibile.

Familiarizza con i termini sulle etichette alimentari, come "biologico", "equo-solidale", "a chilometro zero", ecc. Questi indicano approcci più sostenibili alla produzione alimentare.

I legumi, come ceci, fagioli e lenticchie, sono un'ottima fonte di proteine vegetali e richiedono meno risorse idriche ed energetiche rispetto alle proteine animali.

Mentre la soia è un'alternativa comune ai prodotti di origine animale, cerca di variare la tua dieta includendo altre fonti proteiche come i legumi, i cereali e le noci.

Prepara i tuoi pasti a casa più spesso possibile. Questo ti dà il controllo sugli ingredienti, riducendo l'uso di imballaggi e risparmiando energia.

Le bevande possono avere un impatto ambientale significativo. Riduci il consumo di bevande in bottiglia di plastica e preferisci l'acqua del rubinetto o utilizza una borraccia riutilizzabile.

Mantieniti informato sulle pratiche agricole sostenibili, il commercio equo e altre questioni ambientali legate all'alimentazione vegana.

Le scelte alimentari sostenibili nel mondo vegano non solo beneficiano l'ambiente, ma possono anche migliorare la tua salute e contribuire a promuovere un sistema alimentare globale più equo. Ricorda che ogni piccolo passo verso scelte più sostenibili conta, quindi inizia da dove ti senti più a tuo agio e progredisce gradualmente.

Affrontare situazioni sociali come vegano può essere una sfida, ma con la giusta preparazione e atteggiamento, puoi farlo con successo. Ecco alcuni suggerimenti dettagliati su come gestire situazioni sociali come vegano:

Pratica la comunicazione chiara ed educata quando parli delle tue scelte alimentari. Spiega perché sei vegano e quali sono le tue motivazioni.

Prima di andare a una cena o un evento sociale, comunica all'host o all'organizzatore delle tue restrizioni dietetiche e offriti di portare un piatto vegano da condividere.

Prima di cenare fuori, consulta il menu del ristorante online o chiedi al personale del ristorante se possono preparare un piatto vegano per te. Molte cucine sono disposte a fare adattamenti.

Tieni sempre alcuni snack vegani portatili con te, come frutta secca, barrette energetiche o frutta fresca, nel caso in cui non ci siano opzioni vegane disponibili.

Quando scegli un ristorante per un'uscita, cerca ristoranti vegani o con opzioni vegane ben segnalate. Questo rende l'esperienza più semplice e piacevole.

Per le feste o le riunioni familiari, prepara anticipatamente un piatto vegano delizioso da condividere in modo che tu e gli altri possiate gustarlo.

Spiega le tue scelte in modo educato e informativo. Molte persone potrebbero non capire appieno il veganismo, quindi usa queste occasioni per condividere informazioni e sensibilizzare.

Non è necessario affrontare ogni discussione o battaglia riguardo al veganismo. Scegli i momenti giusti per parlare delle tue scelte, evitando conflitti inutili.

Ricorda perché hai scelto il veganismo e mantieni fede alle tue convinzioni, anche quando affronti critiche o pressioni sociali.

Non devi scusarti per le tue scelte alimentari. Sii sicuro delle tue ragioni e ricorda che sei in buona compagnia con milioni di altri vegani nel mondo.

Informati sulle opzioni vegane disponibili nei ristoranti locali e sulle alternative ai prodotti di origine animale. La conoscenza ti renderà più sicuro nelle tue scelte.

Cerca il supporto di gruppi o comunità vegane locali o online. Condividere esperienze e strategie con altre persone può essere molto utile.

Ricorda che ogni situazione sociale è diversa, e la chiave è trovare un equilibrio tra la tua etica personale e il rispetto per gli altri. Mentre potresti incontrare resistenza o incomprensione inizialmente, molte persone rispettano e apprezzano le scelte vegane una volta che comprendono meglio le ragioni dietro di esse. Mantieni un approccio aperto, positivo e informato nelle situazioni sociali, e contribuirai a diffondere la consapevolezza sul veganismo.

Conclusioni

Navigare nella vita vegana può inizialmente sembrare una sfida, ma con la giusta preparazione, informazione e atteggiamento, diventa un percorso gratificante che può portare a cambiamenti positivi per te stesso, gli animali e l'ambiente. Ecco alcune considerazioni chiave da tenere a mente:

Educarsi È la Chiave:

Una buona comprensione delle basi della nutrizione vegana, delle opzioni alimentari e delle alternative ai prodotti di origine animale ti aiuterà a prendere decisioni più informate.

Sostenibilità e Etica:

Il veganismo può essere motivato da diverse ragioni, tra cui la sostenibilità ambientale, l'etica animale e la salute personale. Riconosci le tue motivazioni e usa queste informazioni per guidare le tue scelte alimentari e di stile di vita.

Varietà e Bilanciamento:

Assicurati di mantenere una dieta equilibrata, che comprenda una varietà di alimenti come frutta, verdura, legumi, cereali integrali, noci e semi. Questo garantisce un apporto nutrizionale completo.

Preparazione:

La pianificazione è essenziale. Prepara i pasti a casa quando puoi e porta con te spuntini vegani per le situazioni in cui potresti non trovare opzioni adatte.

Comunicazione:

Comunicare chiaramente e con rispetto con amici, familiari e ristoratori è fondamentale. Spiega le tue scelte in modo educato e informativo.

Sostenere la Comunità Vegana:

Unisciti a gruppi o comunità vegane locali o online per condividere esperienze e ottenere supporto. Trovare altri vegani può rendere il percorso più facile e stimolante.

Impatto Positivo:

Ricorda che le tue scelte alimentari hanno un impatto positivo sugli animali, sull'ambiente e sulla tua salute. Anche piccoli cambiamenti contribuiscono a una migliore sostenibilità.

Esplorazione e Creatività:

Abbraccia la cucina vegana come un'opportunità di esplorazione e creatività. Ci sono migliaia di ricette vegane deliziose da scoprire e sperimentare.

Non Perfettionismo:

Non cercare la perfezione. Ogni sforzo che fai per ridurre il consumo di prodotti di origine animale fa la differenza.

Crescita Personale: - Il percorso vegano può portare a una maggiore consapevolezza delle tue scelte alimentari e di stile di vita. Approfitta di questa opportunità per crescere come individuo.

In conclusione, il veganismo non è solo una scelta dietetica, ma uno stile di vita che riflette valori e convinzioni personali. Con il tempo, diventerà una seconda natura e ti porterà a una vita più sana, più sostenibile e più compassionevole. Sii aperto all'apprendimento, alla sperimentazione e al cambiamento, e goditi il viaggio verso uno stile di vita vegana.

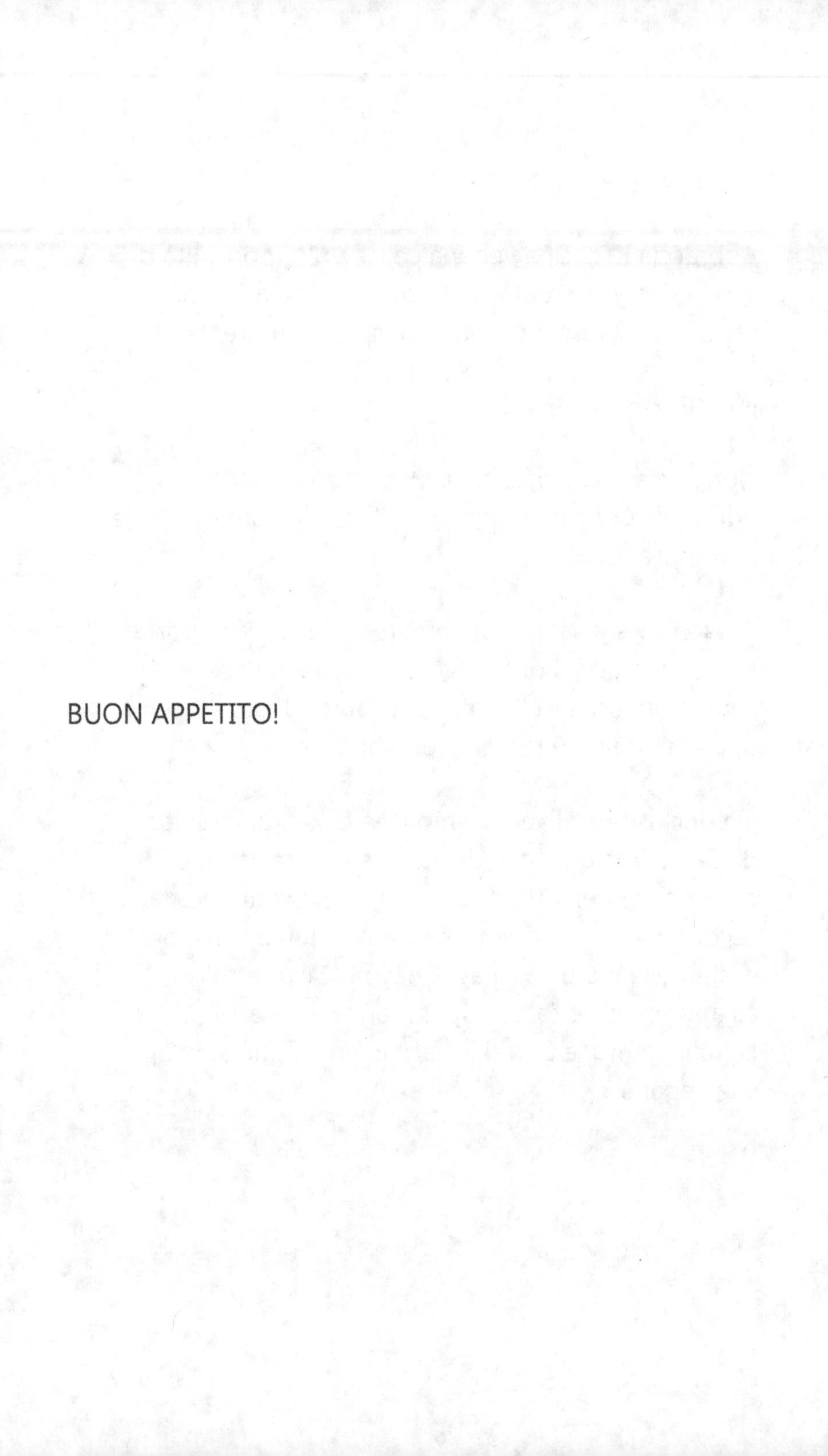

BUON APPETITO!